拯救视力

图解指南

〔日〕深作秀春－著

徐宁馨－译

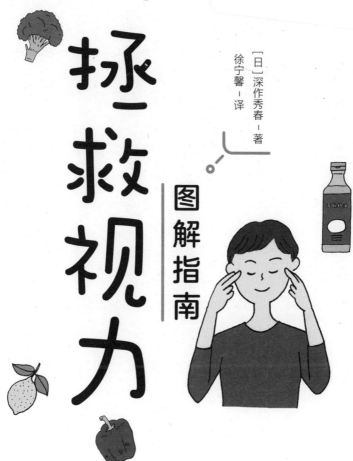

中信出版集团｜北京

图书在版编目（CIP）数据

拯救视力图解指南 /（日）深作秀春著；徐宁馨译
. -- 北京：中信出版社，2022.6
ISBN 978-7-5217-4337-1

I.①拯…　II.①深…②徐…　III.①视力保护－普
及读物 IV.① R77-49

中国版本图书馆 CIP 数据核字（2022）第 073091 号

拯救视力图解指南
著者：　　　[日] 深作秀春
译者：　　　徐宁馨
出版发行：中信出版集团股份有限公司
　　　　　（北京市朝阳区惠新东街甲 4 号富盛大厦 2 座　邮编　100029）
承印者：　　嘉业印刷（天津）有限公司

开本：880mm×1230mm 1/32　　　印张：4.5　　　字数：80 千字
版次：2022 年 6 月第 1 版　　　　印次：2022 年 6 月第 1 次印刷
京权图字：01–2022–2276　　　　书号：ISBN 978-7-5217-4337-1
定价：58.00 元

前　言

　　受新冠肺炎疫情的影响，日本社会急需变革。在医学界，各国之间虽然存在时差，但是国际性学术会议仍然可以通过网络实时举行。以前必须出国才能学到的新知识与手术方式，现在也可以通过畅通的网络学习，随时获取世界前沿的眼科治疗信息已然成为可能。

　　对人类来说，90% 的信息都是通过眼睛获得的，因此在信息社会新时代，眼睛就显得更为重要。虽说现在的人普遍长寿，能活到百岁高龄，但是事实上眼睛的寿命仅有 60 ~ 70 年，与人类寿命相比短了许多，因此我们需要努力延长眼睛的寿命。

　　即使能活到百岁高龄，人在眼睛患病的情况下也很难保证生活质量，自然无法活得舒心。尽管如此，遗憾的是有很多人因为不能准确了解有关眼睛的新信息而患病或是耽误治疗，甚至因为不恰当的治疗失去了光明。

　　眼睛对于我们而言非常重要，因此我写下这本书，希望向大家普及有关眼睛的准确知识。

第一部分主要介绍眼睛的结构和功能，如何在早期发现眼科疾病以及相应地该如何治疗的基本知识。眼睛是非常重要的器官，如果我们没有相关的知识储备，就很可能让疾病有机可乘。

第二部分主要介绍我们能够立刻用起来的有益于眼睛的营养物质以及生活小知识。我列举的这些事项都是大家能自主完成的，所以请活用这些知识来预防眼科疾病。

第三部分主要介绍实际就诊时的注意事项以及最新疗法，以防患病时因缺乏最新疗法的相关知识而接受错误的治疗，甚至导致失明。我们应该在日常生活中为随时可能发生的意外做好心理准备，并且储备相关知识。

为了让所有人都能理解眼科的专业知识，本书特地使用了插画以及图片进行说明。

请仔细阅读本书，从日常做起，拥抱健康生活，保持眼睛明亮。这些正确的知识能帮助您在患病时选择最佳的治疗方案，让光明永驻。

目 录

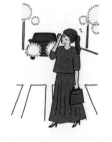

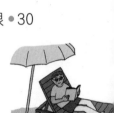

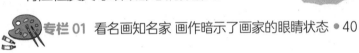

part 2 有利于眼睛健康的生活方式

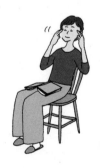

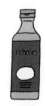

part
3 为避免
术后后悔，
请选择信赖的
眼科

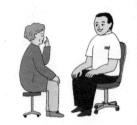

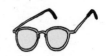

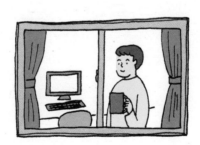

本书针对感觉眼睛疲劳、视力衰退的人群，介绍了有益于眼睛健康的生活方式，并给出了帮助人们在早期阶段发现病情的建议。

为了使光明永驻，本书汇总了一些必要事项，大家可以随时翻阅并审视自己的生活方式。

在您感到眼部不适时，我希望本书能成为您早日接受正确治疗的指南。

●第一、第二部分介绍了帮助眼睛减负的生活方式，以及在早期阶段发现眼睛问题的检测方法，还辨析了一些普遍认为对眼睛有利，但其实不能使用的民间偏方等。这些都是我希望大家知晓的延长眼睛寿命的知识，它们不仅可以预防眼科疾病，也可以帮助已经接受青光眼、白内障手术的患者保持视力。

●养成良好的生活习惯，比如不要过度使用手机、眺望远方、阻挡紫外线、时常进行视力自测等，减轻眼睛的负担，密切关注眼睛的变化。

●摄入身体所需的食材与营养元素是关键，但也不要矫枉过正地只吃这些，否则营养失衡问题也难以得到改善。我们应该保持营养均衡的饮食，特别是正在接受糖尿病与高血压治疗的患者，请在医生和营养师的指导下，为自己设计营养均衡的饮食。

●穴位按摩和拉伸运动能使眼睛得到放松。在眼睛舒适的范围内，可以随时进行穴位按摩与拉伸运动。但是，请正在治疗宿疾的患者与主治医生协商后再进行按摩和拉伸。

●第三部分介绍了比较典型的眼科疾病及其发病原因、症状等内容，提前知道这些信息，有助于人们尽快察觉症状。

●若是感到眼睛不适，最重要的是及时到眼科就诊。与眼睛相关的疾病种类繁多，自认为是上了年纪引起的不适症状，事实上可能是潜藏的严重疾病的征兆。所以一旦感到眼部不适，就应立即就诊。第三部分也介绍了挑选优秀的眼科机构的注意事项。

●先了解眼科疾病的治疗与手术的准确知识与信息，再挑选医疗机构。眼科疗法与人工晶体种类等发展日新月异，请在专业的眼科医生的指导下，接受自己觉得最优的治疗方案。

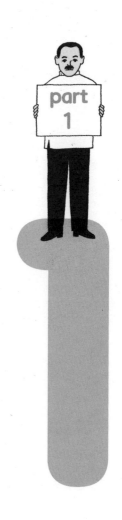

你应该知道的
关于眼睛与视力的
基础知识

眼睛的不适感会降低生活舒适度，但意外的是很多人都不了解眼睛产生不适的原因以及视力自测的方法，而这些正是保护重要的眼睛所需要的基本知识。

你了解健康眼睛的结构吗？

很多人非常在意视力，对眼睛的结构却意外地知之甚少。

光线先后通过角膜和晶状体折射，在"底片"视网膜上成像，形成的视觉图像转换成电信号，经由视神经传递至大脑。睫状肌、晶状体悬韧带与晶状体三者负责调节折射率。当睫状肌收缩，晶状体悬韧带松弛时，晶状体借助自身弹性变凸，使得晶状体厚度增加，进而看清近处目标（参照第29页）。虹膜负责调节光量。玻璃体为无色透明的胶状体，它占据了眼球的大部分位置，并由纤维组织固定于视网膜之上。负责向视网膜输送氧气与营养的是脉络膜血管等眼底的组织。以上所说的各个部位，若是任何一处出现了差错都会影响视力。然而，相较于被头盖骨与肋骨死死把守着的大脑与心脏，眼睛那么重要的器官却就这么暴露在外面，因此容易受到来自外部的伤害，需要小心保护。

要点!

眼睛是唯一一个裸露在外的
重要器官，危险随处可见。

眼睛的结构是这样的

大家在解释自己眼睛的不适之处或是听取医生的说明时，若是对眼睛一无所知则无从谈起，所以请牢记眼睛的结构与功能吧！

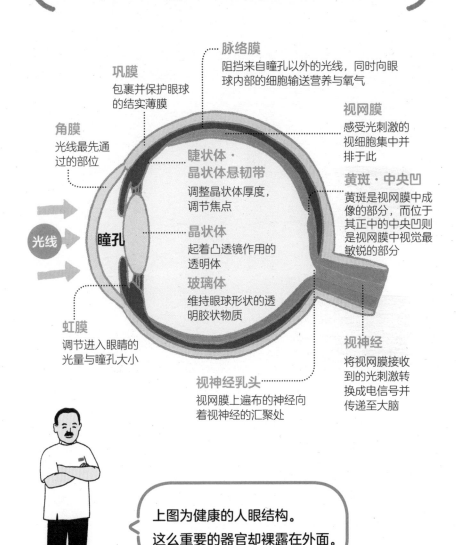

脉络膜
阻挡来自瞳孔以外的光线，同时向眼球内部的细胞输送营养与氧气

巩膜
包裹并保护眼球的结实薄膜

视网膜
感受光刺激的视细胞集中并排于此

角膜
光线最先通过的部位

睫状体·晶状体悬韧带
调整晶状体厚度，调节焦点

黄斑·中央凹
黄斑是视网膜中成像的部分，而位于其正中的中央凹则是视网膜中视觉最敏锐的部分

光线

瞳孔

晶状体
起着凸透镜作用的透明体

玻璃体
维持眼球形状的透明胶状物质

虹膜
调节进入眼睛的光量与瞳孔大小

视神经乳头
视网膜上遍布的神经向着视神经的汇聚处

视神经
将视网膜接收到的光刺激转换成电信号并传递至大脑

上图为健康的人眼结构。
这么重要的器官却裸露在外面。

青光眼是导致失明的最大原因

眼睛健康的人应该没有设想过自己哪一天失明了会是什么样吧，即使同情那些因生病或事故而失明的人，也会侥幸地认为这些不幸绝不会发生在自己身上。

但是，任何人都有可能失明，而且失明原因可能就是青光眼、白内障、视网膜脱离等常见的眼科疾病。在日本，一些人因失明而被认定为残疾人，右页按顺序介绍了导致失明的原因，每一项都是因为年纪大而无法避免的常见眼科疾病。反过来说，如果这些疾病能够得到合理的治疗，我们就能避免失明。

人们若是能时刻关注眼睛的状况并早日接受恰当的治疗，就能延长眼睛的寿命。所以要关注自己的眼睛，一旦有任何不适，请尽早向专业的眼科医生求助。

要点!

不要小看糖尿病视网膜病变。

白内障也有可能导致失明！

常见的眼科疾病成为失明的原因

青光眼位居榜首！放任白内障发展则可能引起青光眼，青光眼与糖尿病视网膜病变二者相加所占失明原因的比例达 50% 以上。

> 50% 以上的失明都是由常见的眼科疾病导致的

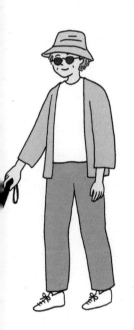

青光眼	28.6%
视网膜色素变性	14.0%
糖尿病视网膜病变	12.8%
老年性黄斑变性	8.0%
脉络膜视网膜萎缩	4.9%

数据来源于日本厚生劳动省2016年研究报告书

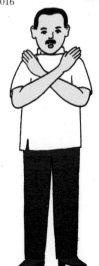

> 眼科疾病不可小觑。视力自测与早日就诊能影响人的一生。

用混合图像测一测有没有视力问题

　　首先尽可能伸长拿书的手，然后在眼睛与书保持一定距离的情况下看右边的图像。如果图像中出现了爱因斯坦，就说明你能清晰地看到远处的事物，但如果是好莱坞女演员玛丽莲·梦露，这说明你很有可能是难以看清远处的近视眼。若是将书拿近后看见了爱因斯坦，那么你很有可能是近视眼；如果在远处看是爱因斯坦，近处看又觉得是梦露的话，那么你极有可能是老花眼。这幅画使用了纤细的线条清晰地描绘出爱因斯坦，同时又叠加了深浅色晕染出的模糊的梦露的图像，所以才产生了这样的视觉差异。视力正常的人可以分辨出细线勾勒的图像，因此看到了爱因斯坦，而难以聚焦、视网膜功能较差的人则难以辨别细微之处，因此只能先看到模糊的梦露图像。这项测试与视网膜等眼部组织与大脑的功能也息息相关，因为视网膜可以详细地分析信息，所以在大脑没有异常的情况下，我们是可以看见爱因斯坦的，如果聚焦功能或视网膜等眼部组织与大脑功能出现异常，我们就会看见梦露。

要点!

一张有趣的图
可以简单测试出你的视力好坏。

在这张图上你看到了谁？

翻开这一页，尽可能在眼睛与书保持一定距离的情况下进行测试。
再拿近了看看呢？这幅图上的人是爱因斯坦还是玛丽莲·梦露？

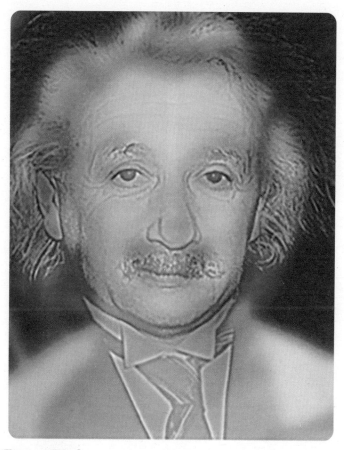

图片来源于美国麻省理工学院的奥德·奥利瓦博士团队

爱因斯坦？

玛丽莲·梦露？

用方格图案测一测有没有眼科疾病

人的大脑会对眼睛看不见的部分进行补充，从而使人产生"看见"的错觉。因此在日常生活中，人们通常察觉不到自己看不见某些东西，注意不到视野中有缺损或映入眼帘的事物出现了弯曲等现象。用单眼看右页的图像可以测试是否存在黄斑水肿、黄斑前膜等一系列眼科疾病。检测方法非常简单，希望大家能够定期自我检测。若是在测试时看见了曲线，这说明视网膜上出现了增殖膜；如果出现了部分黑影，则可能是视网膜细胞或视神经出现了异常；如果视野中心存在缺损，那么很可能是黄斑（特别是中央凹）出现异常。

在室内或是熟悉的环境中，大脑常常会依据以前的记忆来补足视野中缺失的信息，因此这种简单的图案往往更容易测试出眼睛的异常，所以最好选择日历这种室内的简单重复图案来作为测试工具，并勤加检测。方格图案测试的结果在后面进行介绍，如果发现有相似症状，请前往眼科就诊。

要点！

视野中出现缺损或线条弯曲都代表视网膜异常，平时要养成勤加检测的好习惯。

单眼看阿姆斯勒方格表

先用手遮住一只眼睛，单眼看下面的阿姆斯勒方格表中心的黑点，再重复同样的动作测试另一只眼睛，你看到了什么？

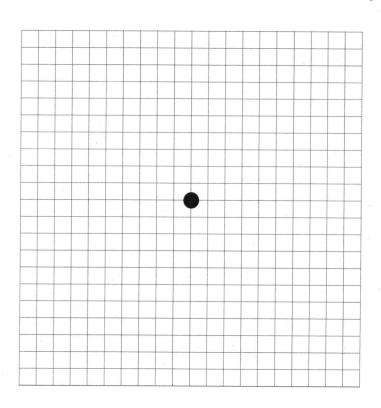

检测方法

用手遮住一只眼睛，把阿姆斯勒方格表放在距离眼睛 30 厘米左右的位置，单眼凝视中心区。戴隐形眼镜或是眼镜的人也可以借此测试度数是否准确。检测结果在下一页！

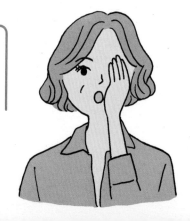

确认! 单眼看阿姆斯勒方格表，
你看到了什么？

中心出现弯曲	☑
中心出现黑影	☐
中心出现缺损	☐
整体模糊不清	☐
左眼看不清	☐
右眼看不清	☐
角落出现缺损	☐

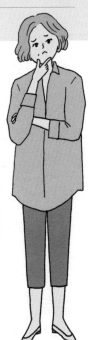

若发现异常，可能是以下眼科疾病

⌄⌄

阿姆斯勒方格表可以测出视网膜的
异常，特别是重要的黄斑的病症，
比如黄斑裂孔、黄斑变性、黄斑水肿、
糖尿病视网膜病变、视网膜静脉阻塞、
眼底出血等眼科疾病。

你看见的图像是这样的吗？

按照第9页的阿姆斯勒方格表依次检测自己的左右眼。
横平竖直的方格线是否产生了弯曲等奇怪现象？

情况1

中心出现弯曲

若是看到横平竖直的方格线出现了弯曲现象，有可能是眼睛出现了黄斑前膜或是黄斑水肿问题。

情况2

中心出现黑影

若视野中心出现了黑影，很有可能是视网膜静脉阻塞、视网膜脱离、黄斑裂孔、老年性黄斑变性等视网膜的异常所致。

情况3

中心出现缺损

若是视野中心有缺损，则有可能是视网膜静脉阻塞、视网膜脱离、老年性黄斑变性、黄斑裂孔等视网膜问题所导致，糖尿病视网膜病变也可能导致此现象出现。

干眼症是由于水分不足吗？

顾名思义，干眼症就是指眼睛干燥。因覆盖在角膜表面的泪液减少，眼睛处于干燥敏感且容易受伤的状态。很多人容易对此产生误解，认为"既然干燥，那肯定是水分不足导致的"，但事实上这只是少数情况。的确有人是因为空气干燥或是瞬目次数[①]减少导致泪液不足而患病，然而干眼症更多的是因为上下眼睑边缘内侧的睑板腺所分泌的脂质不足。因老化以及化妆品的使用，睑板腺出现硬化、堵塞现象，阻碍脂质分泌，使得眼表难以保持润滑。正如皮脂是保护皮肤的天然屏障，这些脂质也在保护眼睛，所以85%的干眼症患者都是因此患病，另外还有9%的干眼症是由炎症引起的，而泪液不足仅占成因的6%左右。

角膜比皮肤更加敏感。干眼症可能会导致眼睛出现异物感，多数情况下还会伴随着疼痛或细菌感染，甚至可能使角膜受损，所以关键是要及时处理。

要点！

干眼症的患病原因不仅仅是水分的缺乏以及炎症，主要还是在于泪液中所含的脂质不足。

[①]每分钟眨眼的次数。——编者注

干眼症是泪液的质和量出了问题

睑板腺堵塞、炎症和泪液分泌不足是导致干眼症的三大原因。其中，睑板腺分泌的脂质尤为重要。

泪液与角膜表面

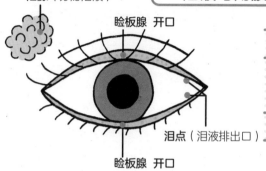

泪腺（分泌泪液）
睑板腺 开口
泪点（泪液排出口）
睑板腺 开口

泪膜	
表面的脂质层	
水液层 + 黏液层	泪膜
角膜上皮细胞	

小专栏

治疗干眼症

　　不可轻视干眼症，应尽快就诊查明病因。一般情况下可以使用眼药水缓解病情，也可以在排出泪液的泪点处植入泪点塞，或是通过封闭泪点的手术进行治疗。

　　因分泌脂质的睑板腺出现堵塞而患干眼症的病例不在少数，这种情况可以通过轻轻按压排出堵塞物，或是通过热敷使堵塞物变成流质状态再按摩睑板腺使其通畅，也可以通过强脉冲光进行治疗。

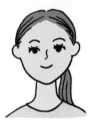
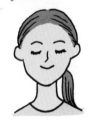

有意识地增加眨眼次数

长时间看手机等习惯导致眨眼次数减少的人可以有意识地增加眨眼频率。

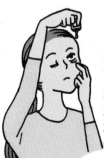

滴眼药水

眼睛有异物感的人可以使用眼药水缓解，但最好不要过度使用。关于眼药水的使用方法，请参考第 91 页。

你真的"看见"了吗？

在多数情况下，只有自己才知道自己眼睛的状态。或许父母和家人能发现我们的眼球位置发生偏移或眼睛明显无法聚焦等问题，但是除此之外，我们只能通过难以看清事物、有眩光感、视物模糊等自觉症状来察觉异常。再者，某一天突然看不见的情况极少出现，大多数老花眼、白内障和青光眼等眼科疾病都是在不知不觉中逐渐加深，因此除了体检时的视力检查，日常的视力自测也非常重要。即使是稍有不适，也应前往设备齐全的眼科就诊。

日本人的平均寿命正在逐渐接近 100 岁，但是眼睛的寿命还和以前一样，用眼 60~70 年就已经是极限，如果想再延长眼睛的寿命就只能依靠手术。近年来，手机蓝光对视网膜造成的伤害逐渐增加，我甚至开始担忧 20 年后，人们从 40 岁起就会出现严重的视网膜损伤、视力下降问题。所以为了光明永驻，所有人都需要重视眼睛的检测与呵护。

要点！

○ 眼睛的寿命和以前一样，60 ~ 70 年已是极限。
想要永驻光明就不能忽视对眼睛的呵护。

手术后发现更清晰的世界

接受白内障等手术的患者常在术后说："原来可以看得这么清楚呀！"

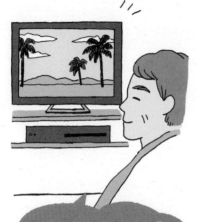

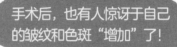

手术后，也有人惊讶于自己的皱纹和色斑"增加"了！

就像是把模拟电视机①换成了 4K 电视机一样

手术改善了患者的视力，就像将一台模拟电视机换成了超高清 4K 电视机一样，他们惊喜地发现世界更清晰了。

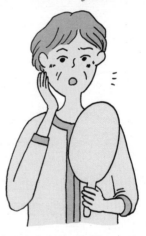

有些患者佯装生气地开玩笑说："现在眼睛好了，连以前看不到的皱纹和色斑都看得一清二楚。"

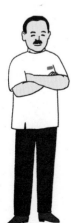

不是因为白内障手术变老了，而是现在看清了以前看不见的东西。

①原文アナログテレビ，指利用模拟信号传输的电视播放设备。——编者注

白内障：尴尬的颜色识别障碍

凸透镜般的晶状体原本无色透明，一旦老化就会发生混浊、变色，引发白内障。白内障患者会出现眩光感、视物模糊的症状，其中一大特征就是患者开始难以识别颜色。

人的肌肤一旦开始衰老就会出现暗沉现象，与此同理，晶状体老化后也会变为棕色，以上现象都是因为蛋白质发生了氧化或糖化而变质。一旦出现这种情况，患者往往就难以辨识蓝色和紫色，也很难区分相近的颜色，即便是鲜艳的颜色看起来也暗淡无光。

我常听到这样的例子，男性的衣柜里一般以藏青色和黑色的袜子居多，但是白内障患者往往因为无法区分两者的颜色，经常穿着两只颜色不同的袜子外出。还有一件趣事，据说一位男性白内障患者没意识到自己因病导致看到的颜色有异常，因此经常将鲜艳的紫色西装裤看成黑色而穿着出门，等他做完白内障手术可以正常辨识颜色之后，才发现自己的衣服都是鲜艳的紫色，一度尴尬不已。

要点！

　　无色的晶状体会变为棕色，
　　这时还能辨别相近的颜色吗？

难以辨别相近的颜色

患白内障后，晶状体在变混浊的同时，也会从黄色变为黄褐色从而吸收蓝紫色，而紫色到蓝色之间的颜色是黄色的互补色，因此对于白内障患者来说有一定的辨别难度，在他们看来都是黑色。

常有无法分辨黑色和藏青色袜子的案例。

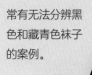

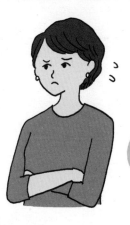

黑色？藏青色？

白内障的早期症状就是无法辨别深色系颜色！

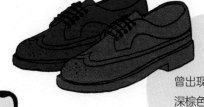

曾出现过左右脚一只深棕色鞋、一只黑色鞋出行的案例。

自己难以察觉

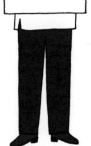

如果反复出现以上现象，可以考虑自己是否得了白内障。白内障是一种常见的眼科疾病，症状出现得早的人甚至只有 40 岁左右。

白内障：危险的蓝色火焰

随着白内障病情的发展，晶状体会逐渐呈褐色，这种情况下患者就如同通过黄色或棕色的滤镜看世界，以致眼睛难以捕捉到蓝色。

病情发展到这一步也会给日常生活带来不便，其中最危险的是患者看不见煤气灶上的火。众所周知，煤气的火焰在充分燃烧时呈蓝色，而患白内障的晶状体会变成黄褐色，进而吸收蓝色，这就导致白内障患者看不见淡淡的蓝色火焰。这也是为什么白内障患者明明以为关了火，事实上煤气灶却一直开着。一旦出现了这种失误，轻则锅被烧焦，重则可能会导致烫伤甚至引发火灾。多数情况下，随着年龄的增长，白内障发病率越来越高，而年纪大的人记性也不好，容易忘记关火。这两个因素相加就容易导致事故发生。因此，要防范这类事故，治疗眼睛非常重要。

要点！

人们通过眼见为实来确认是否安全，而白内障颠覆了这一观念。

看不清火焰时就应该考虑做手术了

在白内障病情发展的过程中，患者往往难以察觉自己眼睛的状态，但是发现看不清煤气灶的火焰时，这就说明病情已经严重到必须接受治疗。

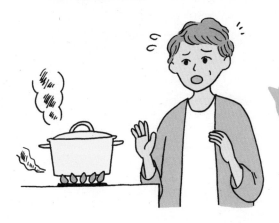

火竟然一直开着！

以为关掉的火其实一直开着！这种眼疾容易导致事故发生。

煤气灶的蓝色火焰颜色通透，最后逐渐看不见。

视野会发生这样的变化

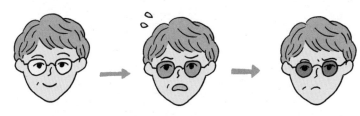

最初如同透过淡黄色的滤镜看世界。

逐渐感觉像戴了副棕色的墨镜。

随着病情加深，就像是戴了一副褐色的墨镜，难以辨识事物的颜色。

视物困难容易导致痴呆症或卧床不起

很多人觉得随着年龄的增长，人会不可避免地出现视物困难并对此认命，但事实并非如此。大脑会处理眼睛传递过来的信息，但是如果人们在读书看报、看电视、观食物、赏景色等过程中获取的信息变少的话，大脑的功能就会逐渐衰弱，我们认为这是导致痴呆症的一大因素。

最近，运动障碍症候群、肌少症和脆弱综合征等因年老导致的运动机能下降以及身心衰弱问题成为一大话题，这其实也与视力有很大关系。眼睛不好的话，患者会担心脚下不安全从而害怕走路，所以对外出有抵触情绪，反而喜欢待在家里，这就导致他们运动量不足、肌肉力量随之下降，并陷入一系列恶性循环中。如果白内障手术后患者能清晰地看见东西的话，那么想必他们也会乐意外出走走提升筋骨力量，防止摔跤导致的骨折等问题。骨折是老年人卧床不起的最大因素，所以，说"健康生活取决于视力"一点都不为过。

要点！

○视觉获取的信息会传递到大脑。

视物困难容易导致肌少症和脆弱综合征。

视力下降会加速衰老！

视物困难会使人丧失对所有事物的兴趣，做每一个动作都伴随着不安，因此患者更容易待在家中不愿出门，而后导致痴呆症或是卧床不起。

对人类而言，有 90% 的信息都是通过眼睛获得的。如果眼睛不好的话，人们对事物的兴趣也会减少 90%，这容易使大脑的活动程度下降，继而导致痴呆症。但是若能通过白内障手术恢复视力，患者就能轻松地看电视，享受外出的乐趣。多数案例表明，一旦大脑活跃起来，类似痴呆症的一些症状也能得到恢复。

电视看不见，报纸也看不清，考虑事情也感到费力了！

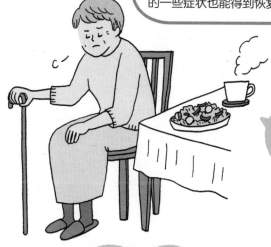

饭菜"看"起来不好吃，没有食欲。

看不清脚下的情况导致走路时变得忐忑，不愿外出。

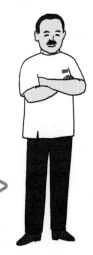

如果能看清东西，生活将会变得无限精彩，很多患者因为治好了眼睛而显得更年轻了！

警惕白内障年轻化趋势！

患白内障的主要原因是上了年纪后晶状体逐渐变混浊，难以对光线进行正常折射，由此出现各种各样的症状。虽然年老是引发白内障的主要原因，但是发病早的人从 40 岁左右就开始出现症状。在现代社会，眼睛承受的负担激增，因此也出现了年仅 20 岁、30 岁就患有青年期白内障的患者。

晶状体混浊导致光线折射异常，患者会出现眩光感、在暗处看不清事物、复视或多视等症状。随着病情加重，晶状体逐渐变为褐色，患者如同透过橙黄色的滤镜来看世界，因此难以确认蓝色或紫色，视力也会下降。

如果晚上能明显感到视力下降、车前灯刺眼、光出现漫反射等不适之处，而且对自己的生活产生了影响，那么请及时接受详细检查。白内障若是放任不管，很有可能会引发青光眼，所以请重视起来。

要点!

○ 不能因为自己年轻就小看白内障！

视物困难会导致生活质量下降。

若是感到视物困难，请前往眼科检查

人们往往认为自己还年轻不可能得白内障，其实这种想法是错的。长时间使用手机、经常受紫外线照射或是因过敏用手揉搓眼睛都有可能导致青年期白内障。

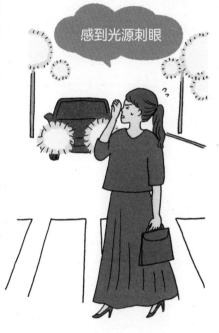

感觉晚上的车头灯和街灯非常刺眼，能看见光晕、光圈。

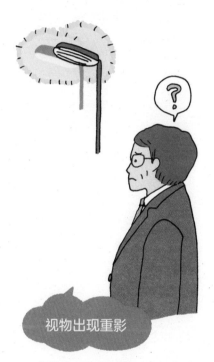

视物出现复视或多视现象也是白内障的典型表现。

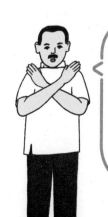

与以前相比，患青光眼、白内障的年轻人增加了。患病原因多种多样，有的是因为花粉过敏而不断揉搓以致眼部受伤，有的是因为食物中含有大量添加物而代谢异常等。有相当一部分人在 20 岁左右就开始出现白内障早期症状，然后在 40 岁左右患病。另外，白内障也可能引发青光眼，所以如果出现类似症状就不要再自欺欺人了。

眼睛比外表先一步衰老！

老化的原因在于氧化和糖化。氧气是维持生命所必需的东西，但是就像氧气能使铁生锈一样，它也能使细胞生"锈"变脆弱、失去光泽；同样，糖化作为导致老化的原因之一，近年来也受到人们的关注。俗话说"氧化使人体生'锈'，糖化使人体变'焦'"，其具体原理为：组成人体细胞、组织的蛋白质与糖结合，最终生成晚期糖基化终末产物（AGEs），导致血管变得干硬、脆弱。所以糖化与血糖的高低密切相关。

氧化和糖化是在全身范围内进行的，几乎不会存在部分老化现象。有的人肌肤水润光滑，肌肉结实有力，眼睛以外的组织看起来都非常年轻，但与这年轻的外表不符的是眼睛开始老化或患病。因为眼睛会先身体一步衰老。无论多么完美的人，一旦到了40岁左右，眼睛的调节能力就会下降，难以看清近处事物。

要点！

如果肌肤的暗沉与干燥到了无法忽视的地步，请及时检查眼睛。

眼睛与细胞老化的原因在于氧化和糖化！

活性氧导致的氧化和使身体变"焦"的糖化，是造成眼睛与细胞老化的原因。

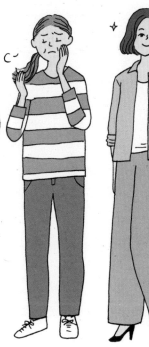
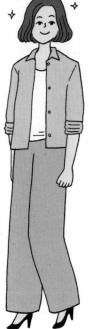

显老的人

如果皮肤暗沉、干燥，发丝变细，很有可能是因为毛细血管变脆弱了，这时要注意眼睛的健康情况。

显年轻的人

如果皮肤润滑细腻，发丝水润光泽，这就说明毛细血管也非常年轻，但是别忘了眼睛会比外表提前老化。

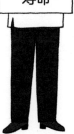

眼睛的寿命

很多人外表看起来年轻，但是眼睛已经开始老化，特别是高度近视的人，他们的眼轴处于极度向两端绷直的状态，容易引发白内障、青光眼和视网膜脱离。糖尿病患者的眼科疾病易在早期发病。现在，患白内障的年轻人变多了，如果你认为自己还年轻，不需要太早担心而小看白内障的话，就一定会后悔的。

别小瞧了毛细血管的劣化

　　说起血管，人们更多地会想到动脉和静脉，然而事实上人体99%的血管都是毛细血管。毛细血管为全身细胞输送氧气和营养，并回收体内排出的废弃物，一旦出现堵塞或是破裂就会导致一些问题。人到了60岁左右，身上的毛细血管就会减少30%，眼睛也不例外。

　　若是眼底的毛细血管发生破裂，就会引起眼底出血，血液循环不畅会导致输送的氧气不足，为了弥补不足的氧气，血管会延伸到原本没有血管的玻璃体和角膜中。但是这些新生血管不仅脆弱而且容易破裂，若是延伸到了本不该延伸到的地方，也会引发问题。

　　其代表性疾病就是与心血管疾病息息相关的糖尿病。眼底的毛细血管若是出现堵塞、破裂，就会引发糖尿病视网膜病变，严重的还会导致失明；同样，若是肾脏的毛细血管衰弱，糖尿病患者就会患糖尿病肾病，出现肾功能衰竭；而腿部的毛细血管出现劣化则会导致坏疽，甚至可能导致截肢。只有眼睛能直接看到毛细血管，可以说眼科医生就是毛细血管专家。

要点！

注意维持毛细血管的健康状态、保证血液流动的稳定，避免制造不需要的新生血管！

毛细血管的结构

眼睛与毛细血管关系密切，甚至可以说视网膜生病就意味着血管生病。毛细血管的结构与功能如下图所示。

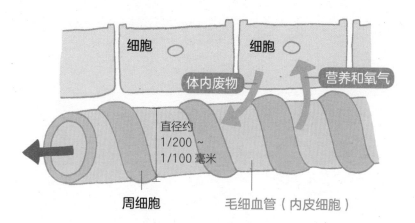

与静脉、动脉不同，毛细血管是由一层内皮细胞构成的，其周围围绕着周细胞，周细胞不仅可以通过收缩调节血流，还可以从内皮细胞的缝隙间给组织输送氧气和营养，并回收体内废物。

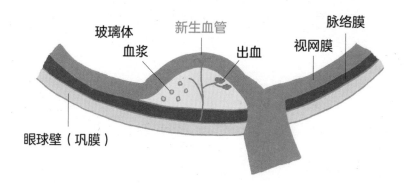

如果糖尿病等疾病导致视网膜上的毛细血管衰弱、堵塞，那么毛细血管就难以供给氧气和营养。为了弥补这一点，新生血管就会开始延伸，但是新生血管是脆弱且易破裂的，这也是造成眼底出血的一大原因。

睫状肌收缩导致眼疲劳

相信大家一定听过"眼疲劳"或"眼力劳损"这些词吧。眼睛感到疲劳是因为人眼长时间看近处，使得调节视力的睫状肌持续处于收缩状态，导致视野出现模糊、看不清远方、眼睛深处感到阵阵疼痛等不适现象。眼睛的暂时性疲惫可以通过休息恢复，但是后续可能会引起头痛、肩酸等症状。如果这样的状态长期持续，就可能会出现近视、散光等自觉症状，或是感到身体的疲惫难以消解、乏力、没有干劲、情绪低落，因此不能小看眼疲劳。

解决眼疲劳的方法有很多，不要轻易依赖眼药水，最重要的是调节用眼方式，如减少手机的使用时间，或是在用电脑时隔一段时间就闭目养神、看看远方的高山大楼，时刻注意不要让睫状肌一直处于收缩状态。本书的第二部分将介绍缓解眼疲劳的方法。

要点!

如果调节视力的睫状肌感到酸涩的话，不仅会影响眼睛，也会导致各种各样的不适。

睫状肌收缩引起眼睛不适

眼疲劳是因为长时间看近处或凝视某物，负责调节焦距的睫状肌一直处于收缩状态而引起的。

确认！

眼睛内部疼痛	☑
视野模糊	○
眼睛发热	○
眼睛干涩	○
流泪	○
眼皮抽搐	○
眼皮沉重	○
眼睛充血	○

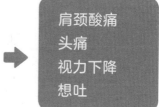

肩颈酸痛
头痛
视力下降
想吐

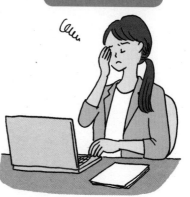

长时间使用电脑和手机会使眼睛持续聚焦在近处，导致睫状肌因保持收缩状态而变得僵硬。

眼疲劳的原因

（看近处时）

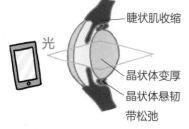

光

睫状肌收缩

晶状体变厚

晶状体悬韧带松弛

近距离看手机时，睫状肌收缩，晶状体悬韧带松弛，晶状体因自身弹力变厚，折光能力变强。

（看远处时）

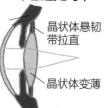

睫状肌的收缩得以松弛

晶状体悬韧带拉直

光

晶状体变薄

看远处时，调节焦距的睫状肌的收缩状态得以松弛，晶状体悬韧带紧张，一直处于紧绷状态的晶状体松弛后变薄，折光能力变弱。

视力调节障碍导致近视眼、远视眼、老花眼

　　光线通过角膜与晶状体的折射后，能准确地在视网膜上成像，这使我们能清晰地看到东西。而近视眼是光线在视网膜前成像，所以看远方时模糊不清，其原因多是眼球的长度（前后径长度＝眼轴），因此也称轴性近视。眼轴变长后是不可逆的。如果在成长期没有适当地沐浴阳光，这就会导致眼球过软，眼轴容易因眼压变长。因此预防儿童近视的关键就在于外出游玩与适当运动，适量紫外线能使眼球的胶原纤维变粗变硬，从而增强眼球硬度，防止眼轴因眼压而变长。远视眼是因为眼轴短，成像区位于视网膜之后，因此看近物比较困难。老花眼同样也是看近物困难，但是这是因为晶状体随着年龄的增加而硬化，折光能力下降，所以两者的成因不同。一些近视眼患者觉得自己能看清近处，就不是老花眼，但是事实上近视眼患者也可能患上调节能力弱的老花眼。

要点！

近视眼与远视眼的成因主要在于眼球的前后径长度。而老花眼由晶状体弹性下降引起，是一种老化现象。

看不清远处，看不清近处

近视眼看不清远处，而远视眼看不清近处。散光是由角膜或晶状体表面弯曲度不同导致的。老花眼是由调节功能变弱导致的，患者特别难以看清近处事物！

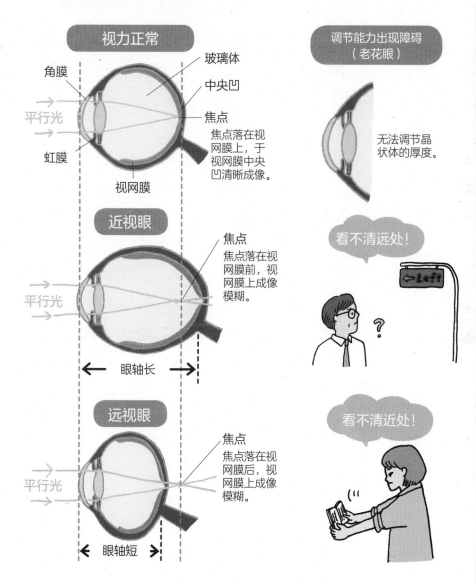

视力正常

玻璃体
角膜
中央凹
平行光
焦点
焦点落在视网膜上，于视网膜中央凹清晰成像。
虹膜
视网膜

近视眼

平行光
焦点
焦点落在视网膜前，视网膜上成像模糊。
← 眼轴长 →

远视眼

平行光
焦点
焦点落在视网膜后，视网膜上成像模糊。
← 眼轴短 →

调节能力出现障碍（老花眼）

无法调节晶状体的厚度。

看不清远处！

←Left

看不清近处！

淡茶色墨镜更护眼

黄种人比白人的虹膜颜色深，耐得住强光。但是紫外线对人眼的伤害极大，因此佩戴适合的墨镜对于延长眼睛的寿命来说非常重要。有人觉得戴墨镜是在耍酷，会不好意思，但是墨镜可以预防由紫外线引发的白内障以及黄斑变性，是保护眼睛的必要工具。

很多人认为"既然要抵挡有害的紫外线，那么深色墨镜的效果应该最显著"，然而这种想法未免过于草率。除去在雪山中使用的情况，使用深色墨镜会使视野变暗，眼睛为了摄入光线反而会大开瞳孔。这时紫外线会从墨镜和脸之间的缝隙进入，从打开的瞳孔处重伤眼睛。黄色或淡茶色的墨镜虽然会吸收紫外线和蓝紫光，但是不至于使视野变得太暗，因此瞳孔开合状态适当，这样的话从旁侧射入的反射光也难以进入。希望大家能记住，黄色或淡茶色的墨镜更能保护眼睛。

要点！
结合紫外线量挑选墨镜更能避免眼睛受损。

抵挡紫外线首选墨镜和遮阳道具

即使走在街上，紫外线也会毫不留情地进入眼睛，所以大大方方地戴上墨镜吧，墨镜的挑选小技巧是……

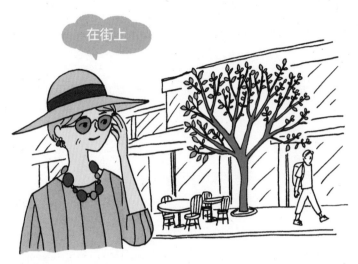

逛街时推荐淡黄色系墨镜，它能抵挡紫外线和蓝紫光。

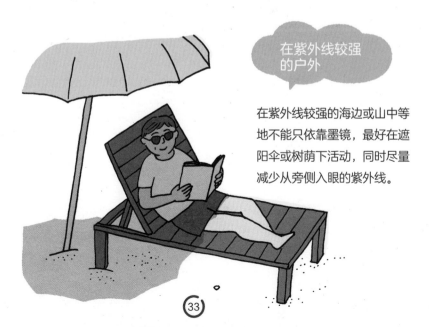

在紫外线较强的海边或山中等地不能只依靠墨镜，最好在遮阳伞或树荫下活动，同时尽量减少从旁侧入眼的紫外线。

没有不伤眼的隐形眼镜！

近视眼患者主要利用眼镜和隐形眼镜来调节视力。眼镜方便且安全系数高，但是比较碍事，仅从外表来看，隐形眼镜更为自然，而且眼睛健康的人也能使用。

但是要知道，再好的隐形眼镜也达不到 100% 的透氧量，而且没有保护眼睛的功能。有人以为"温和隐形眼镜"真的能保护眼睛，但事实并非如此。

戴上隐形眼镜之后，会有钙和蛋白质附着在上面，隐形眼镜的透氧性下降，导致角膜氧气不足，同时有眼睛容易变干燥等缺点。要想选择适合自己的隐形眼镜，首先得了解软性隐形眼镜与硬性隐形眼镜的优缺点。无论哪一种，每日使用时间都不得超过 8 小时，所以要学会如何和眼镜搭配使用。如果戴上隐形眼镜后有疼痛、眼睛发红等异常情况，请及时就诊！

要点！

○ 了解隐形眼镜的优缺点，使用时严格遵守时间限制。

隐形眼镜与眼镜搭配使用

与裸眼状态相比，即使是透氧性高的隐形眼镜，也会给眼睛带来负担。隐形眼镜的每日使用时间不能超过 8 小时，其他时间请使用眼镜。

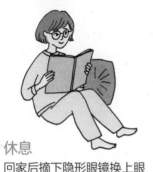 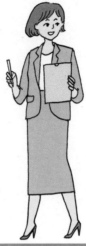

休息

回家后摘下隐形眼镜换上眼镜，这样可以防止眼睛缺氧。请结合日常生活所需决定眼镜度数（参考第 89 页）。

上班

隐形眼镜适合在办公室上班、户外工作或运动时使用。

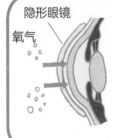

隐形眼镜

氧气

软性隐形眼镜

由于软性隐形眼镜几乎覆盖角膜，因此隐形眼镜与角膜之间的泪液更换较少，氧气几乎只能透过镜片供给。

【优点】感觉舒适
【缺点】难以察觉角膜的损伤与疼痛等异常

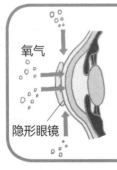

氧气

隐形眼镜

硬性隐形眼镜

硬性隐形眼镜处于浮在角膜中央的状态，因此隐形眼镜与角膜之间的泪液更换较多，氧气可以通过泪液供给，也可以透过隐形眼镜进行供给。

【优点】透氧性较强
【缺点】不易佩戴，戴上后容易感到不适
　　　　容易脱落，不适合剧烈运动时使用

特应性皮炎导致眼部患病数激增

　　眼睛是非常敏感的器官，却无任何保护地裸露在外，因此容易因为外界刺激而受伤。最近因花粉症、特应性皮炎发作而眼睛及眼周发痒，继而挠、眨眼、揉搓眼睛的人增多，这使得白内障以及视网膜脱离的患病率大大增加。特别是患有特应性皮炎的患者，即使没有直接用手触碰眼睛，用力揉、挠也会使角膜、晶状体与视网膜的受力增加，从而引发白内障、视网膜脱离、视网膜裂孔、圆锥角膜（角膜变形）等疾病。类固醇治疗虽然可以缓解过敏症状，但是会使眼压上升或引起白内障。

　　如果患上了视网膜脱离，最初会有眼前闪现挥之不去的黑影、视物变形、视野出现缺损的症状出现。视网膜脱离拖得越久越难治疗，所以最重要的是及时就诊。而且现代的玻璃体手术就可以治疗破裂的视网膜。

要点！

　○ **无意识地触碰眼睛及其周围有可能会刺激眼睛，导致眼底的视网膜脱离。**

揉搓会损伤敏感的眼睛

感到眼睛瘙痒时，人们往往很难抑制揉搓眼睛的冲动，但是触碰、揉搓会伤害眼部组织，所以一定要多加注意。

揉搓眼睛的原因

花粉症

眼周患特应性皮炎

皮肤干燥 等

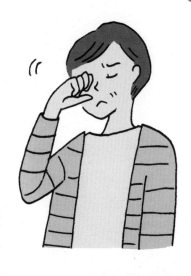

用手揉搓眼周会造成物理性刺激，从而引发白内障、视网膜脱离和圆锥角膜等眼科疾病。即使一次揉搓的刺激较小，但是长年累月，伤害也会不断积累。

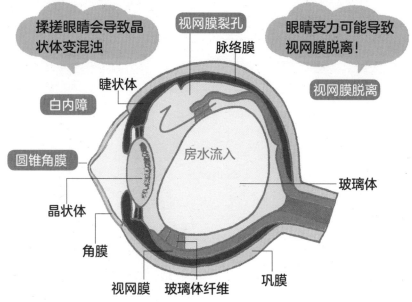

揉搓眼睛会导致晶状体变混浊

白内障

圆锥角膜

睫状体

晶状体

角膜

视网膜裂孔

脉络膜

房水流入

视网膜　玻璃体纤维

眼睛受力可能导致视网膜脱离！

视网膜脱离

玻璃体

巩膜

常见的眼科疾病！
如果发现有类似症状，应及时就诊

飞蚊症

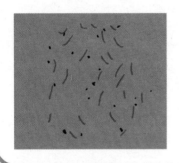

飞蚊症是指眼前出现蚊蝇飞影飘动、小黑影飘浮现象，并且随着视线晃动而移动的症状。出现这种现象是因为充满眼球的胶状玻璃体出现变形、混浊时，黑影投射到了视网膜上，所以看起来像是眼前有黑影在晃动。随着年龄增加，玻璃体会逐渐萎缩，最后玻璃体甚至可能从视网膜上脱落。这是视网膜脱离的早期症状，因此一旦感觉异常，请及时就诊。

闪辉性暗点

闪辉性暗点是指视线内突然出现闪电状强光的症状，这往往是偏头痛的前兆。其特征是眼前闪过的"闪电"大小不一，持续时间在几分钟到一个小时左右，且多会自然平复。若患者同时出现偏头痛症状，那么多半是由大脑血管收缩引起的，少数情况可能是由脑血栓、脑梗塞、脑瘤等脑部疾病所致。如果确认了眼睛无碍，那么可以前往神经内科再检查一下。

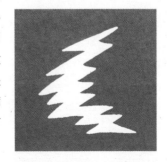

光视症

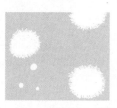

光视症是指眼前出现光点闪烁的症状，多出现在充满眼球的玻璃体萎缩、液化并从视网膜上脱落的时候（玻璃体后脱落），其特征是脱落后闪光感消失。同时也可能出现视网膜破裂（视网膜裂孔）、视网膜从眼底脱落（视网膜脱离）等症状，所以应前往擅长玻璃体手术的眼科就诊。

眼睑下垂

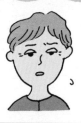

眼睑下垂是指上眼睑出现低垂的症状，多是由于人上了年纪之后，支撑上眼睑的腱膜松弛而引发的，病情恶化后会出现上眼睑下垂然后遮盖部分眼球的情况。眼睑下垂会影响视物，或者让整个人看起来眼神惺忪且没有活力。如果病情影响了日常生活，那么可以通过提上睑肌缩短术来上提眼睑，但是在此之前请先到眼科就诊，确认情况。

结膜炎

结膜炎是指遍布在眼白和眼睑内侧的结膜上的细血管出现充血或炎症的状态。根据发病原因不同，会出现细菌性结膜炎、病毒性结膜炎、过敏性结膜炎等可能性，发病原因也可能是眼睛干燥、药物及杂物入眼或外伤。

角膜炎／角膜上皮功能障碍

角膜炎或角膜上皮功能障碍是位于眼睛最外侧的角膜受伤引发炎症导致的，也可能是由细菌或病毒在此繁殖而感染引起。多数情况下都是因为使用了不干净的隐形眼镜或是长时间佩戴隐形眼镜而受损，这种情况下要及时就诊。

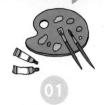

【 看名画知名家 画作暗示了画家的眼睛状态 】

眼睛，对于画家来说是最重要的。莫奈以《睡莲》一作闻名于世，他在60岁时忠实地描绘自己看到的自然颜色与光彩，但是80岁后，他的作品多呈黯淡的茶褐色，画中形态也难以成形，这是典型的白内障症状。虽然莫奈接受了手术治疗，但是由于当时没有人工晶体，所以他戴上了厚厚的眼镜，然而混浊的晶状体依旧导致他看不清，因此这就成了一幅笔触朦胧的睡莲图。

描绘母子之爱的女画家卡萨特患有糖尿病与白内障，手术后她不幸失明。卡萨特的爱人是擅长描绘芭蕾舞女演员的德加，他患有视网膜色素变性，一开始他的画是细腻的具象绘画，后来患病导致其视野狭窄，难以视物，所以他转而画起了彩色粉笔画，而他晚年因为失明，仅凭手感做起了黏土塑像。以《呐喊》闻名的蒙克因玻璃体出血，眼睛暂时性失明而无法作画。另外，凡·高因服用治疗精神疾病的药物而不幸地洋地黄中毒，患上了看所有事物都是黄色的黄视症，他在一片金黄的世界中发现并画下了那幅《向日葵》。

由此可见，名画与画家的眼睛状态有着千丝万缕的联系。

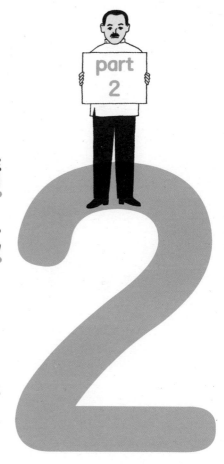

有利于眼睛
健康的生活方式

如今，眼睛承受的负担日益增加，这部分将介绍一些可以帮助大家减轻眼睛负担的生活习惯。保护眼睛，让眼睛得到充分的休息，提高生活质量。

眼球操是导致视网膜脱离的最坏习惯

市面上的书籍介绍过有益于眼睛的眼球运动体操（眼球操），但是我作为一名眼科医生，不仅对此感到吃惊，甚至还有一丝危机感。问题在于，出书的人甚至都不是眼科专家，就将眼睛的肌肉等同于腿部或腹部的肌肉，并擅自推荐人们练习。

眼球是人体中极复杂、极脆弱的部分，甚至可以比拟大脑。剧烈摇晃儿童的大脑，会导致其出现脑功能障碍。同样，如果眼睛大幅度运动，也会出现问题。玻璃体占据了眼睛的大部分位置，由玻璃体纤维固定于视网膜之上。成年之后，玻璃体会逐渐萎缩，所以眼球的剧烈运动会使其晃动，导致玻璃体牵拉形成视网膜裂孔，从而使下腔进入液体，引起视网膜脱离。

我也曾治疗过几例这样的患者，他们都是因为做眼球操而导致视网膜脱离，最后迫不得已接受手术的。所以为了保护眼睛，不要盲目地模仿毫无根据的"健康疗法"。

要点！

给脆弱的眼睛组织施加压力容易导致视网膜等受损。

眼球操是造成视网膜脱离的一大原因，切勿轻易尝试！

用力地左右晃动眼球、来回打转等眼球操动作会给眼睛组织带来极大的负担。

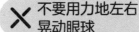

眼球操晃动玻璃体，最后可能导致视网膜裂孔

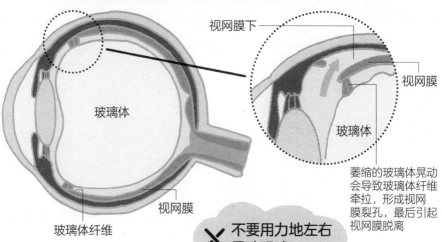

视网膜下

视网膜

玻璃体

玻璃体

玻璃体纤维

视网膜

萎缩的玻璃体晃动会导致玻璃体纤维牵拉，形成视网膜裂孔，最后引起视网膜脱离

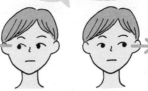

不要用力地左右晃动眼球

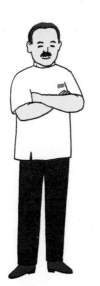

眼球操要求的用力左右转动、让眼球打转等动作都会给玻璃体纤维带来负担。

为了眼睛健康而开始的锻炼反倒伤了眼睛，不觉得这种行为很傻吗？

不要相信毫无根据的"眼睛健康疗法"

近来，想治疗近视眼、缓解眼疲劳以及眼睛不适的人越来越多，所以便捷的"眼睛健康疗法"充斥于世。但是从医学的角度来看，这些"疗法"都是无用功。

比如有的"眼睛健康疗法"称，只需要戴上小孔眼镜就能治疗近视眼与老花眼，其实这是利用了针孔效应。针孔效应是指近视眼与老花眼患者只需要眯眼就能让视野变得稍微清晰的现象，但是事实上小孔眼镜不仅无法使人视物清晰，而且毫无治疗功效，这与眯眼不能治疗近视眼与老花眼是一个道理。

又比如，"看特殊的图案或远方风景照片有益于眼睛健康"的说法也是胡扯。虽然是远景照片，但是事实上眼睛与照片的距离仅有 40 厘米左右，这样的距离无法使睫状肌得到放松。另外，"看 3D 画能使视力变好"的说法同样是无稽之谈。左右两眼从不同角度看使大脑产生"错视"，误以为是一个画像，这种方法会使眼睛神经与大脑都非常疲惫。你是否有过看完立体电影感到非常疲惫的经历？二者同理。所以轻易尝试便捷的方法反而会导致眼睛的健康受损。

要点！

○ 小孔眼镜与所谓有益于眼睛的画毫无根据，可能还会损伤眼睛！

于眼睛无益的便捷"健康道具"

以下我将从眼科医生的角度分析这些"眼睛健康疗法"是否真的对眼睛有效。自我护理光有理论支撑是不够的,只有拿出成效,才有让人一试的价值。

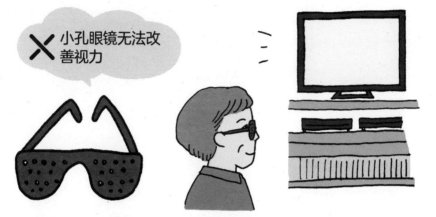

> ✕ 小孔眼镜无法改善视力

通过小孔看东西会让人产生视力好转的错觉,看似与近视眼、老花眼患者眯眼看得更清楚是一个道理。但小孔眼镜并不会改善视力,也无治疗效果。

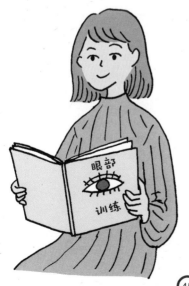

> ✕ 不存在只是看着就能改善视力的画

从医学角度来看,仅仅看着就能治疗近视眼与老花眼的照片、图、3D 画是没有科学依据的。虽然照片上是远景图像,但是照片本身与眼睛的距离很近,因此没有眺望远处放松眼睛的效果。另外,3D 画利用了错视反而会使得眼睛感到愈加疲惫,于眼睛无益。

泪液非常重要，不可随意冲洗眼睛！

睁眼时，眼睛常处于直接接触外界的状态，非常脆弱，而能保护眼睛的只有泪液。泪液由脂质层、水液层与黏液层构成（参考第 13 页），这三层物质维持了角膜的透明性与平滑性。如果洗掉这三层，那么眼睛的状态就如同拿掉了头盖骨的大脑，没有一丝防护。随意清洗眼睛就是如此危险的行为。

我听说有人习惯使用泳池旁的洗眼器清洗眼睛时觉得十分荒唐，看到市面上出现应对花粉症的洗眼液时也觉得不可思议。洗去重要的泪液，还是用不能称之为无菌的自来水或洗眼液，这种行为对眼睛来说是有百害而无一利。所以最好只在有杂物或药物入眼时清洗眼睛。

请根据不同的场景做好保护眼睛的相应措施。游泳时佩戴泳镜，使用护目镜应对花粉症。眼影容易造成睑板腺堵塞，尽量减少使用。隐形眼镜的佩戴时间控制在 8 小时之内，以此避免因泪液中氧气不足引发角膜上皮功能障碍。保持泪膜正常工作才是保护角膜的诀窍。

要点！

。泪液是眼睛最重要的保护物。

不要用自来水或洗眼液冲掉泪液。

清洗眼睛难达到清洁的效果

游泳后使用自来水或洗眼液清洗眼睛不仅会洗掉保护眼睛的重要泪液，而且有许多危害。

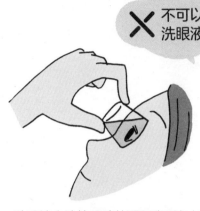

✗ 不可以用自来水或洗眼液清洗眼睛

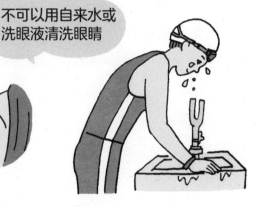

洗眼液会洗掉眼睛的重要脂质与保护角膜的黏液，而且反复使用同一杯子清洗眼睛反而会弄脏眼睛。

自来水中含氯，且并非无菌，所以即使用自来水清洗也不会达到清洁眼睛的效果。

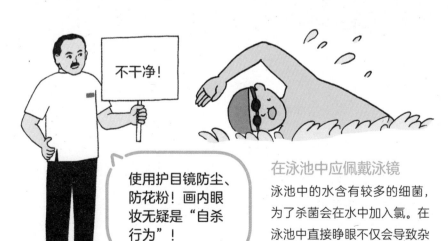

不干净！

使用护目镜防尘、防花粉！画内眼妆无疑是"自杀行为"！

在泳池中应佩戴泳镜

泳池中的水含有较多的细菌，为了杀菌会在水中加入氯。在泳池中直接睁眼不仅会导致杂菌入眼，而且会损伤角膜细胞。

黄绿色蔬菜的色素有益于眼睛健康

说起有益于眼睛的食物,人们脑海中会立即浮现蓝莓。其实,蓝莓之所以于眼睛有益,是因为其中有一种叫类胡萝卜素的色素。如今,老年性黄斑变性在发达国家是失明的首要病因,而黄绿色蔬菜中多含叶黄素和玉米黄素等黄色色素,这些色素被摄入后会聚集到黄斑,进而预防老年性黄斑变性。这些黄色色素的抗氧化能力强,不仅能清除活性氧,而且能吸收短波蓝光,从而保护视网膜。

电脑和手机在当今社会已成为生活必需品,但是其光源发出的短波蓝光容易引发视网膜疾病。然而就连室内照明灯与车灯也逐渐变成 LED 灯,这不禁让人担忧等现在十多岁的年轻人到 40 岁时,是否会出现更严重的黄斑问题?患老年性黄斑变性等视网膜疾病的患者是否会越来越多?叶黄素、玉米黄素、姜黄根粉、维生素 C、维生素 E 都对眼睛有益,可以多多摄入这些,靠食物保护眼睛吧。

要点!

从红色到黄色的食物色素对眼睛有益,其中最有效果的便是叶黄素与玉米黄素。

从这些蔬菜中摄取特效色素成分！

黄绿色蔬菜在叶黄素与玉米黄素含量上是绝对王者！除了下面介绍的蔬菜，其余绿色、橙色、黄色蔬菜也非常推荐食用。

富含叶黄素的蔬菜

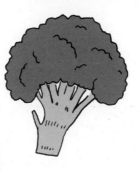

西蓝花

西蓝花中含有非常丰富的叶黄素，此外所含的维生素与抗氧化成分萝卜硫素也非常丰富。

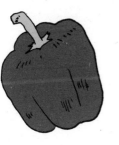

菠菜

菠菜是值得推荐的黄绿色蔬菜代表。菠菜是一种常见蔬菜，含有丰富的叶黄素与玉米黄素，可用于制作多种菜品。

富含玉米黄素的蔬菜

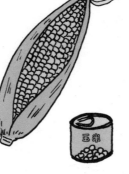

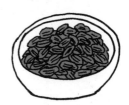

红辣椒

红辣椒含有大量的玉米黄素。无论是红辣椒、黄辣椒还是橙色辣椒，都是玉米黄素含量方面的"佼佼者"。特别是红辣椒与其他种类的辣椒所含的辣椒素，不仅非常丰富，抗氧化价值也很高。

玉米

玉米中也含有大量的玉米黄素。应季的玉米营养价值非常高，因此十分推荐用应季玉米做成的罐头。

枸杞子

枸杞子既是一味中药药材，也是药膳食材，于眼睛十分有益。干枸杞还能保存很久。

生食

能生食的蔬菜最好生食。食用油可以促进消化，所以生食时最好搭配混合了优质食用油的调料汁凉拌生食。

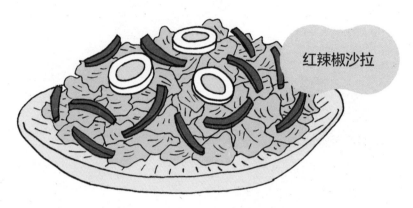

红辣椒沙拉

沙拉中可以放入切条的生红辣椒、水煮蛋以及生菜等叶菜。蛋黄中同时含有叶黄素与玉米黄素，而蛋白含有优质的蛋白质，两者混合食用营养更佳。

调料汁是……

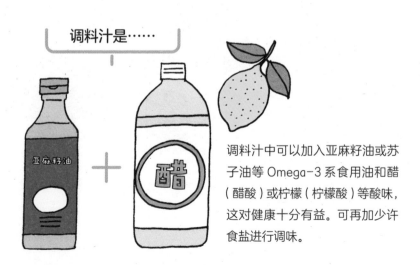

亚麻籽油

醋

调料汁中可以加入亚麻籽油或苏子油等 Omega-3 系食用油和醋（醋酸）或柠檬（柠檬酸）等酸味，这对健康十分有益。可再加少许食盐进行调味。

熟食

蒸、煮、加热后的熟食也很好，比如热沙拉、凉拌菜（食材焯水沥干后加酱油等调料）。意大利面与三明治含糖量较高，不推荐食用。

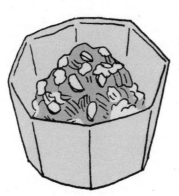

菠菜拌坚果

菠菜焯水后沥干，再切成小段以便食用，然后用接下来介绍的酱汁凉拌。这款酱汁也可以用来拌焯过的西蓝花等食材。

坚果酱汁是……

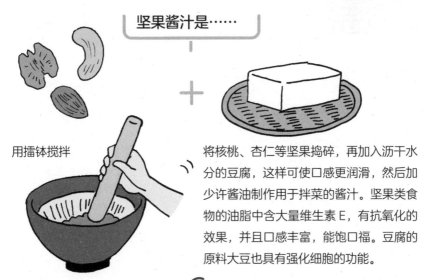

用擂钵搅拌

将核桃、杏仁等坚果捣碎，再加入沥干水分的豆腐，这样可使口感更润滑，然后加少许酱油制作用于拌菜的酱汁。坚果类食物的油脂中含大量维生素 E，有抗氧化的效果，并且口感丰富，能饱口福。豆腐的原料大豆也具有强化细胞的功能。

从鱼贝类中摄入红色色素与Omega-3脂肪酸

在有护眼作用的红色色素成分中，虾青素最具有代表性，樱花虾、螃蟹、鲑鱼中含有丰富的虾青素。鲑鱼原是一种白身鱼（鱼肉为白色），但是因其以虾类为食，而虾类自带红色色素，所以鲑鱼也带上了红色。虾青素抗氧化效果明显，可以清除活性氧。

虾青素会经过大脑与眼睛的屏障"血－脑屏障"。它是一种能作用于视网膜的抗氧化物质，多摄入富含虾青素的食物可以保护细胞以免损伤，同时它具有抑制黄斑变性、白内障、葡萄膜炎等的功效。也有报告称，虾青素有利于缓解睫状肌的疲劳。

另外，从青鱼（背部整体呈青黑色的鱼类总称）中提取的有效营养素EPA（二十碳五烯酸）和DHA（二十二碳六烯酸）等Omega-3脂肪酸也非常重要。它们可以保护视网膜中于视物而言非常重要的锥体细胞与杆体细胞，也可以使血流畅通，促进血液循环。因此EPA和DHA等Omega-3脂肪酸有助于预防或改善糖尿病视网膜病变、老年性黄斑变性、青光眼、干眼症等眼科疾病。

要点!

○ **虾、鲑鱼中的红色色素虾青素与青鱼中的EPA、DHA的摄入都很重要。**

多食用鱼贝类可预防衰老

眼睛与身体的健康状态息息相关，抗氧化、强化血管的营养成分有利于细胞和血液保持年轻态。

富含虾青素的食物

樱花虾

樱花虾是常见的富含虾青素的食物。樱花虾外壳含有丰富的虾青素，补充虾青素的同时也可以补钙，所以能带壳吃的虾都可多食用。

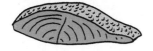

鲑鱼

鲑鱼的红肉中也富含虾青素。红鲑鱼鱼肉颜色越深，虾青素含量越多。鲑鱼子同理。同时，鲑鱼含有丰富的维生素 D 与钙。

富含EPA、DHA的鱼类

	EPA	DHA
黑金枪鱼（较肥）	1400 毫克	3200 毫克
鰤鱼	940 毫克	1700 毫克
水煮青花鱼罐头	930 毫克	1300 毫克
秋刀鱼	850 毫克	1600 毫克
沙丁鱼	780 毫克	870 毫克
鲐鲅鱼	690 毫克	970 毫克
星鳗	560 毫克	550 毫克
鲣鱼（秋天捕获）	400 毫克	970 毫克
竹荚鱼	300 毫克	570 毫克

（可食用部分每 100 克含量）

资料来源：日本文部科学省《日本食品标准成分表2015年版（第七次修订）》

青鱼

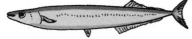

青鱼背部呈青黑色，脂肪较多，所含 EPA、DHA 丰富。若是不擅长烹饪鱼类，可以食用青花鱼或秋刀鱼罐头等罐头类食物，同样能轻松摄取 EPA、DHA。

适量摄入眼睛所需的优质油脂

人们认为过多摄入油脂不利于健康，其实不然。脂质是关键的能量来源，是保护眼睛的重要成分。角膜表面脂质不足会导致干眼症，所以从保护角膜的角度来说，脂质是必需品。

说到优质油脂，人们容易想到植物油，但是当代人的饮食方式容易造成亚油酸摄入过多，进而引发过敏、脑梗死或心肌梗死，所以这里推荐食用以橄榄油为代表的油酸。另外，青鱼所含的脂肪酸与植物油亚麻籽油中富含的 α－亚麻酸都能强化血管。需要注意的是，肉类富含的饱和脂肪酸常被认为对人体有害，但是随着研究的深入，我们发现这一说法也并非完全正确。乳脂肪中含有维生素 A 等脂溶性维生素，可以守护眼睛的健康。所以最重要的不是粗略地区分动物油与植物油，而是根据脂质的种类适量摄入，只有这样才能保护血管与细胞，预防干眼症。

要点!

有意识地摄入 α－亚麻酸，
黄油也可适量摄入。

油类推荐!

脂质的分类如下。植物油主要推荐 Omega-3 系的亚麻籽油和苏子油,适当摄入动物油也非常重要。

常温下为固态 **饱和脂肪酸**	油	常温下为液态 **不饱和脂肪酸**

过度摄入黄油、猪油等动物性脂质或椰子油一类的固态植物油会使体内甘油三酯值增高,所以注意适量。

大豆油、橄榄油等植物油中含量丰富,可以根据脂肪酸的种类再细分,这类油也需要注意适量摄入。

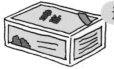 **适量摄入!**

单不饱和脂肪酸	**多不饱和脂肪酸**

Omega-9 **油酸**	Omega-6 **亚油酸**	Omega-3 **α - 亚麻酸**

难以氧化,可选橄榄油等自然压榨的食用油。

摄入过多会导致血管硬化,造成堵塞。餐馆与市面上出售的食物中含量较多,平时少吃为好。

能使大脑更灵活。但是由于这种酸不耐热,所以最好不要加热。

适量摄入!

橄榄油、菜籽油等

 少量摄入!

芝麻油、玉米油、红花籽油等

积极摄入!

亚麻籽油、苏子油等

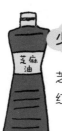
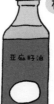

高血糖是引起视网膜疾病的罪魁祸首！

在日本人的失明原因中，糖尿病视网膜病变排在第三位。血糖持续较高时，糖会和血液中的蛋白质相结合，形成晚期糖基化终末产物，导致血管受伤而且容易破裂。由此造成的视网膜血管破裂会引起眼底出血或视网膜脱离，最终导致失明。

在治疗糖尿病时，降低血糖固然非常重要，但是抑制血糖的上下波动更为重要。血糖迅速升高时，身体会分泌大量的胰岛素（使用降糖药物或胰岛素也会促进身体分泌胰岛素），以便血糖快速下降。这种血糖的大幅度波动被称为"血糖值尖峰"，也是致使细血管破裂、堵塞的罪魁祸首。

但是只要控制好糖分的摄入，就能避免血糖的大幅度波动，减轻血管的负担。这也是避免因患糖尿病视网膜病变而失明的最佳方法。眼外科医生可以直接看到血管，所以能清晰地观察血管。从含糖量较高的主食开始减少糖分摄入，再慢慢控制血糖吧。

要点!

。总之先控制糖分，最重要的是努力减少对血管的进一步损伤。

不吃主食是控制糖分的最简单方法

要想控制糖分，记住食物各自的含糖量就是一道难关。但是只要不碰大米、面包或面类等主食就轻松多了！

含糖量较高的食材

面包

米饭

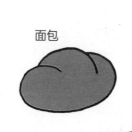

面类

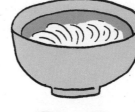

大米、面包、面类等主食是含糖量极高的几类食物。血糖上升程度会因为摄入的食物不同而不同，所以比起斤斤计较每一种食物的含糖量，不如干脆不碰主食①。

菠菜

含糖量较少的食材

豆腐

鸡蛋

乳制品

肉

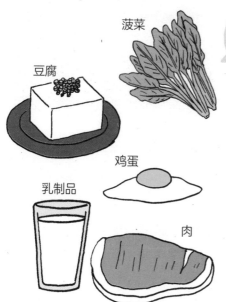

肉、鱼、豆制品、鸡蛋、牛乳和乳制品等都是蛋白质含量较高的食材，蔬菜的含糖量也相对较少。即使胡萝卜、番茄在蔬菜中算是含糖量较高的食材，但是其膳食纤维与维生素的功效卓越，综合考虑之下也非常推荐食用。但是薯类与大豆以外的豆类不建议食用。

①此观点有争议，仅为作者看法。——编者注

膳食纤维有利于稳定血糖，调节肠道菌群

在预防糖尿病视网膜病变的过程中，控制糖分是降血糖的最重要手段，除此之外，积极摄入膳食纤维也同样重要。膳食纤维曾被认为是"食物残渣"，但是近年来，人们逐渐发现其营养功效，甚至称其为"第六类营养素"。

膳食纤维分为不溶性膳食纤维和可溶性膳食纤维。不溶性膳食纤维在吸收水分后会膨胀并使人产生饱腹感，可以防止过度进食，因此能调节糖分的摄入量，而可溶性膳食纤维呈胶状，能延缓小肠对葡萄糖的吸收，防止血糖大幅度波动。无论是哪一种膳食纤维，食用过后再摄入糖分都会比直接摄入糖分更能有效抑制血糖值上升。

另外，膳食纤维也是肠道菌群的食物，可以调节肠道内的环境。肠道健康了才有利于血液循环与新陈代谢，才能激活眼睛与全身的细胞。

要点！

摄入两种不同性质的膳食纤维有利于控制血糖、调节肠道菌群。

富含膳食纤维的食材

蔬菜、海藻、蘑菇多含膳食纤维。顾名思义，有"纤维感"的食材多含不溶性膳食纤维，而有"黏滑感"的食材多含可溶性膳食纤维。

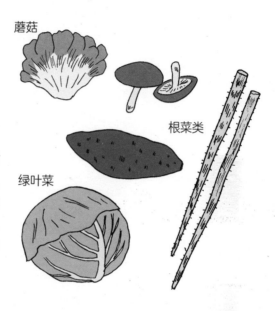

蘑菇

根菜类

绿叶菜

富含不溶性膳食纤维的食材

不溶性膳食纤维多存在于食材的筋、壳中，主要指纤维素、半纤维素、甲壳素以及木质素等。根菜类、菇类、绿叶菜、薯类、豆类中不溶性膳食纤维含量丰富。

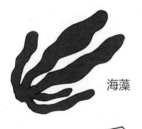

海藻

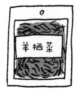

羊栖菜

富含可溶性膳食纤维的食物

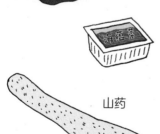

海苔

山药

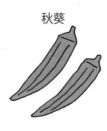

秋葵

可溶性膳食纤维多存在于食材中黏滑或像水的成分里，比如果胶、海藻酸、树胶、葡甘聚糖等。海藻类、山药、秋葵、水果、大豆、大麦及黑麦中的可溶性膳食纤维含量丰富。

B 族维生素于眼睛来说非常重要！

提到有益于眼睛的成分，人们首先会想到维生素 A 或是可以在体内转化为维生素 A 的类胡萝卜素，其实 B 族维生素同样重要。B 族维生素共有 8 种：维生素 B_1、维生素 B_2、烟酸、维生素 B_6、维生素 B_{12}、叶酸、泛酸、生物素，大多数缓解眼疲劳和解决因年老引起的视力下降问题的眼药水与内服药中都含有这些成分。

虽然普遍认为人体中拥有充沛的烟酸，但是我感觉现代人出现了缺乏烟酸的问题。烟酸是关乎能量代谢的维生素，如果没有足够的烟酸，人体就难以顺利吸收营养，而糖分代谢出现异常会导致毛细血管劣化。如果发现自己睡不着、易疲惫，那么可以尝试服用营养补充剂来补充所缺的元素。烟酸可以保持血流畅通，以此改善青光眼，但是也容易扩张血管，导致身体出现发热、刺痛等潮红反应，所以请尽量选取防潮红的烟酸产品。

要点！

有助于代谢的 B 族维生素也对眼睛有益，适当补充有助于平衡身体的营养成分。

富含 B 族维生素的食材

原则是尽量从食物中摄入营养素，所以请记住以下富含 B 族维生素的食材吧！

维生素B$_1$	作用于神经与肌肉组织，有利于缓解眼疲劳。	猪肉、鳗鱼、鳕鱼子、坚果、豆类等。
维生素B$_2$	可以保护黏膜，也有改善眼睛充血、缓解眼疲劳的功效。	鱼贝类、肝、杏仁、花生、鸡蛋、乳制品等。
烟酸	能改善血流以及青光眼，还可以产生能量、稳定心律。	鱼贝类、鳕鱼子等鱼卵、肉类、蘑菇、谷类等。
维生素B$_6$	蛋白质是构成调节视力的睫状肌的主要成分，维生素 B$_6$ 能帮助身体吸收蛋白质。	蔬菜、谷类、鱼贝类等。
维生素B$_{12}$	和维生素 B$_6$ 一样，维生素 B$_{12}$ 能帮助身体吸收蛋白质。	鱼贝类、海藻、肝、肉类、鸡蛋、乳制品等。
叶酸	对正常红细胞的形成有促进作用，同时可以保护血管，促进胎儿发育。	酵母、藻类、肝脏、肉类、绿茶、菠菜、草莓、黄麻、西蓝花等。
泛酸	作用于神经与肌肉组织，有利于缓解眼疲劳。	猪肉、鳗鱼、鳕鱼子、坚果、豆类等。
生物素	是与营养素代谢相关的一种辅酶，有助于维持皮肤与黏膜的健康。	酶母、蘑菇、肝、肉类、坚果、牛油果、鱼贝类等。

手机蓝光会导致眼疲劳

随着手机的普及，出现眼疲劳、视力调节能力下降、视网膜疾病等问题的病例剧增。导致这种情况的原因有四个，其中首要原因来自手机的光源——显示屏。显示屏会发出一种短波长的蓝光，蓝光能直入眼睛内部，伤害黄斑。

虽然电脑与电视机也会发出蓝光，但是相对而言，眼睛与手机屏幕的距离极近，所以要特别当心。蓝光的增加量与眼睛和屏幕之间的距离的两倍成反比，所以隔得越远，对眼睛的伤害就会越小，如果隔上两倍的距离，那么能量就会减弱到原来的1/4。同时，蓝光对眼睛的影响也受使用时长左右，所以可以规定自己每天最多使用两小时手机，并且使用时尽量与屏幕保持距离。

长时间近处看手机会让调节视力的睫状肌处于持续收缩状态，导致眼疲劳，另外低头看手机的姿势会导致肩颈酸痛，血液不畅。一直盯着屏幕的话，瞬目次数也会减少，导致干眼症，引起角膜上皮功能障碍。

要点！

蓝光刺激加上姿势不正容易使睫状肌持续收缩并导致眼睛患干眼症，给眼睛带来双重伤害。

看手机姿势不正是导致眼疲劳的罪魁祸首

尽量缩短使用手机的时间，在不得不使用时，即使是稍微纠正一下姿势和距离，也能在一定程度上缓解眼疲劳。

瞬目次数骤减

低头的姿势容易压迫颈部血管与神经

长时间看近处会让睫状肌持续处于收缩状态

尽量缩短手机的使用时间。不要在黑暗的环境中看手机！

蓝光从极近距离直击视网膜

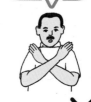

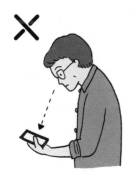

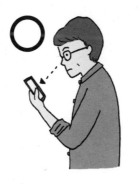

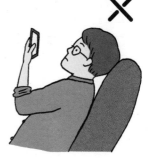

手机位置大大低于眼睛

将手机放于桌上或膝盖上时，人容易以驼背或前倾的姿势低头看屏幕，这样会对肩颈造成负担。

手机位置略低于眼睛

使用时，最好让手机略低于眼睛，这样可以避免眼睛过度开合，减少肩颈的前倾度。

手机位置高于眼睛

采用横躺或者斜靠的姿势仰着看手机会导致眼睛过度开合，加重干眼症。

积极使用防蓝光道具

保护眼睛的最好方法就是尽量缩短使用手机的时间，但是人们往往很难做到。这时可以佩戴防蓝光眼镜或者在手机上贴防蓝光膜以反弹、吸收蓝光，减少入眼的光。若是采用贴膜方式，手机画面的亮度与色彩鲜艳度会随着蓝光阻隔率与被阻隔光的波长差异而有所变化。

同时，光照能使生物钟正常运作，请尽量避免早晨在室外佩戴防蓝光眼镜。相反，生物钟到了晚上会出现紊乱，所以最好放下手机和电脑。若是必须使用，请一定采取充分的防蓝光措施。

正因为人们意识到了蓝光对视网膜的危害，所以在最新的用于白内障手术的人工晶体中也更新了防蓝光功能。

要点！

○ 阻隔电子产品发出的蓝光非常重要，这么做可以减少其对视网膜的刺激。

能减少蓝光对眼睛的损伤的小道具

积极使用以下小道具，尽量减少蓝光带来的危害吧。接下来我将介绍两个便宜、方便的小道具以及独家妙招！

防蓝光眼镜

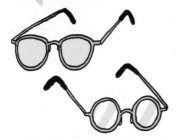

防蓝光眼镜有两种类型，一种镜面稍带黄色，而另一种镜面经过加工可以反弹蓝光。

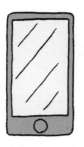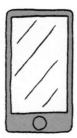

防蓝光膜

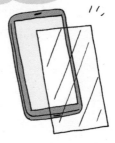

防蓝光膜可粘贴于手机屏幕上，也有两种类型，一种可以反弹屏幕发出的蓝光，另一种可以吸收屏幕发出的蓝光。

调节屏幕颜色

在手机的设置中可以调节屏幕颜色，将屏幕调成暖色可以抑制蓝光量。

| 什么是蓝光？ | 蓝光（这里特指有害蓝光）是波长位于 380 ~ 500 纳米的蓝色或紫色光，它是肉眼可见的光中波长最短的光，可直达视网膜深处，造成视网膜障碍。 |

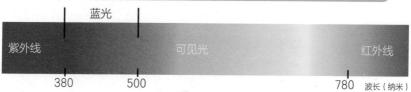

蓝光

紫外线　　可见光　　红外线

380　　500　　780　　波长（纳米）

眺望一公里以外的远方可以放松眼睛

现代人出现眼疲劳多是因为长时间看近处事物。在这种情况下，睫状肌处于收缩状态，晶状体悬韧带的拉力减弱，晶状体因自身弹力变厚，使得折光能力增强。长时间持续看近处物体会使睫状肌维持在收缩状态，造成眼疲劳（第29页）。因此要解决这个问题，就需要眺望远方，使睫状肌得到放松。远眺是休息眼睛的最佳方法。

只要是远眺，看什么都能使眼睛放松。如果看的是远山或地平线等自然风景，还能使心情焕然一新，即使窗外是大楼或高塔也足够放松眼睛。然而只看远方风景的照片是无效的，这种情况下的聚焦距离仅仅是从人眼到照片的距离，因此睫状肌难以得到放松。平时可以找找能在办公处或家里远眺的目标。

要点！

尽量聚焦在远处，使睫状肌定期得到充分休息。

确定眼睛的"休息场所"！

缓解眼疲劳的关键在于眺望远方，使睫状肌得到放松。可以挑选一公里以外的建筑物或高山等作为远眺目标。

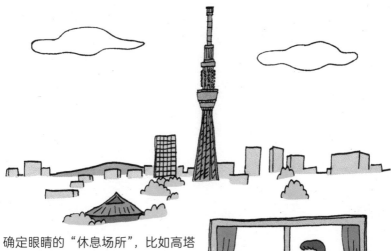

确定眼睛的"休息场所"，比如高塔或其他地标性高层建筑。如果这个"休息场所"不仅可以帮助你缓解眼疲劳，还能使你进入放松状态，就更好了。

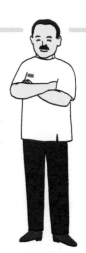

小专栏

有效缓解眼疲劳的眼药水

眼药水可以缓解睫状肌的收缩状态。缓解眼疲劳的话，可以选择市面上含维生素 B_{12}、维生素 A 的眼药水。软骨素可以保持眼睛润滑，所以含软骨素的眼药水同样可以缓解眼疲劳。如果用了眼药水后依旧无法缓解眼疲劳的话，请前往眼科咨询医生。如果眼部肌肉因持续收缩而僵硬，可以请医生开类似睫状肌麻痹剂的眼药水以缓解过度收缩问题。但是这种眼药水会使瞳孔大开，从而使人产生眩目感，眼睛调节视力的能力也会下降，所以请在睡前使用。

每隔一小时远眺一次 5 米外的风景

在室内也可以缓解眼部肌肉过度收缩问题。人眼距离电脑约有 50 厘米，因此每隔一小时就需要休息 2 ~ 3 分钟，看看 5 米以外的景色缓解睫状肌的收缩。这时可以选择看高于水平视线的物体，这有利于调整低头的姿势。试着养成看较远处墙上的日历或是挂钟的习惯。一旦决定了远看的对象就很容易养成习惯，所以推荐大家找一个适合远看的对象。全神贯注地工作的时候难以注意到时间的流逝，所以可以给自己设定一个闹钟，每隔一个小时就放下手头的工作，让眼睛得到充分休息。

持续伏案工作时，可以站起来活动筋骨，按照第 79 页的方法做拉伸可以缓解肩颈酸痛，这样有助于工作事半功倍，同时要注意在光线明亮的地方工作，并且端正自己的坐姿，这样可以尽可能地减轻眼睛的负担。

要点!

 ⟜ 漫无目的地看着室内事物发呆也可以缓解眼疲劳。

养成良好的用眼习惯，保护眼睛！

牢记并实践一些放松眼睛的小方法可以在很大程度上改善眼疲劳。养成良好的用眼习惯，开始保护眼睛吧！

5~10米以外的挂钟或日历等

在室内调整视力、放松睫状肌的最有效方法就是看看房间里距离自己最远的挂钟、日历等，这时不需要全神贯注地盯着看，只需要放松身心地看2~3分钟。

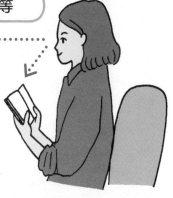

✕ 不要在黑暗的环境中躺着玩手机

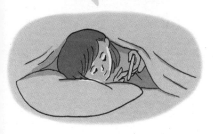

玩手机的姿势多种多样。将手机举到水平视线以上会使眼睛的开合变大，角膜也容易干燥。而最伤眼的姿势就是近距离玩手机，眼睛离屏幕越近，强光对视网膜的伤害就越大。另外，入睡前躺在被窝里，在黑暗的环境中看手机会使瞳孔大开，这时屏幕发出的蓝光涌入眼睛容易对眼睛造成伤害。躺着的姿势会迫使眼球旋转，散光轴位发生变化，以致难以清晰视物。走路时玩手机也很危险，视物环境不稳定会导致视力下降，所以请避免走路的时候玩手机。

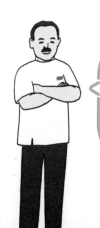

玩手机时，请坐在明亮的地方，采用放松的姿势。同时降低屏幕亮度，使眼睛与屏幕保持一定的距离，这是护眼的铁则。另外，缩短手机的使用时间也非常重要。

用毛巾热敷能缓解眼疲劳

眼睛疲惫时，最简单有效的护理方法就是用毛巾热敷眼部。将毛巾放于热水中浸湿，拧干后轻放于睑部上方，热敷眼部能促进眼睛周围的血液循环，缓解紧绷的肌肉。毛巾上的蒸汽及其适度的重量能使眼部得到放松。也可以使用微波炉加热毛巾，加热时请注意温度适中。市面上也出现了带有热敷功能的眼罩，这种产品在外出无法准备热毛巾时无疑是最方便的。

潜藏的眼科疾病、身体不适或精神压力等都有可能引起眼疲劳。如果发现眼睛容易疲劳，那么有可能是远视眼、老花眼病情加重，或是眼睛潜藏着青光眼等严重眼科疾病的可能性，这样的病例不在少数。因此如果热敷后仍无法得到缓解，可以去医院检查一下眼睛的健康情况。

另外，多摄入抗氧化功能强的食物，保持充足睡眠，对于护眼来说也非常重要。

要点!

○ 热敷能促进眼部血液循环，放松肌肉，给予眼睛一段治愈时间。

热敷是放松眼睛的最佳法宝

接下来将介绍在家里和在办公室时轻松制作热毛巾的两种方法。给使用过度的眼睛设置一段休息时间，趁此机会热敷一下吧。

坐在椅子或沙发上，背靠背椅，脸面上仰，再轻轻放上热毛巾使眼部得到放松。或采取平躺姿势，全身放松着热敷，效果更加显著。

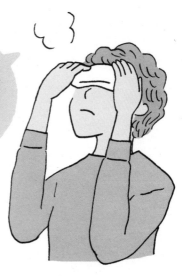

毛巾浸于热水中！

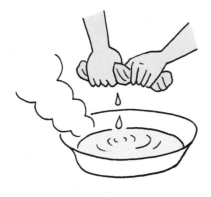

用微波炉加热！

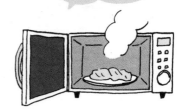

将毛巾放于稍烫的热水中浸湿，拧干后折叠成适当大小。确认好毛巾温度后，闭上眼睛，将毛巾放于眉鼻之间，休息 5 分钟。

浸湿毛巾后，拧干放于微波炉中加热 1 ~ 1.5 分钟，使用前注意确认毛巾温度，小心烫伤。

穴位按摩有利于缓解眼疲劳、预防近视

　　缓解眼疲劳或视力劳损的另一个方法就是按摩穴位。准确地按摩穴位可缓解眼疲劳。在按摩穴位时，切记不要直接压迫眼球，很多高度近视的患者与老年人都是因为按压眼球患上了视网膜脱离或白内障。

　　中医将运行生命能量——"气血"的通道称为经络，而经络与外界通过皮肤表面的穴位相连。穴位不仅电阻较低，而且与植物神经关系紧密，一旦感受到手指的按压，就会借由植物神经刺激器官使其正常化，这就是穴位按摩的原理。

　　脸部有许多有利于眼睛的穴位（第 75 ~ 77 页），穴位位于全身气血运行的交叉点上，即使有些穴位距离眼睛较远，按摩也非常有效。接下来将介绍对保护眼睛十分有效的脸部以及身体穴位，大家可以找出按压起来感到舒畅的穴位，养成在劳累时按摩穴位的习惯。

要点！

　　人们会在疲惫时无意识地按压穴位。

　　穴位按摩符合中医理论。

有益于眼睛的穴位按摩法

指尖轻微按压时感到舒适的地方就是穴位。穴位按摩有利于血液循环，能从根本上缓解眼疲劳。以每8秒3次的频率用指腹按压。

用指腹轻轻按压

用食指、中指、无名指的指尖轻轻按压穴位。切勿突然发力，首先确认舒适度，再数着数确认指尖的力度，最适当的频率为每8秒3次。

不要直接按压眼球

即使隔着眼睑，也切勿直接按压眼球。眼睛是裸露在外的器官，这样做容易引起视网膜脱离或白内障。

用指尖按压微陷的穴位

切勿立指按掐穴位

处于以下状态时不能按摩穴位！

- 皮肤瘙痒或患有炎症时
- 进食前后
- 头痛发烧时
- 饮酒后
- 激烈运动后

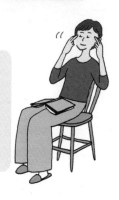

按摩时最好坐在椅子上，背靠背椅，上半身放松。可以面朝正前方或稍微仰面，脸部放松的同时闭眼。

牢记有益于眼睛的穴位

我虽然是一名眼外科医生，但同时学习了中医，是日本东洋医学会的一员，所以必要时会在治疗中使用"汉方药"等中医治疗方法。

虽然眼疲劳大多是因为眼科疾病或是折射异常，但是对于某些原因不明的眼部不适症状，特别是眼疲劳等，中医的穴位按摩往往非常有效。穴位与器官相连，器官的不适会通过穴位表现出来，按压相应穴位时会感到酸痛。按摩时应缓慢进行，以缓解僵硬与酸痛，改善内脏的疲劳与不适。

穴位未必位于不适部位的附近，但是改善眼部不适症状的穴位大多数在脸部。寻找穴位是有窍门的，轻轻按压后感到"酸爽"的地方往往就是穴位。接下来将介绍脸部及其他部位的有效穴位。

要点！

　脸部有许多有效穴位，着重寻找按摩后能感到酸爽的地方。

有益于眼睛的脸部穴位

脸部有许多穴位可以缓解眼部周围的肌肉僵硬和血液循环不良问题。但是记住，一定不要按压眼球。

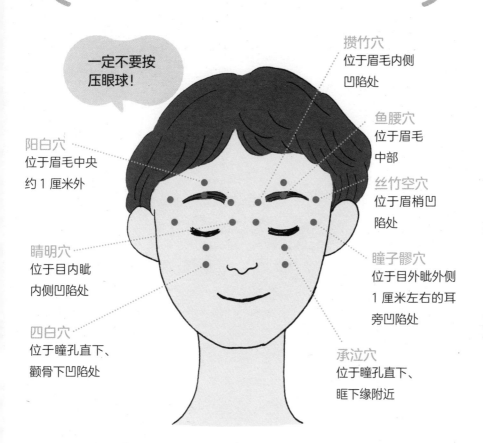

一定不要按压眼球！

攒竹穴
位于眉毛内侧凹陷处

鱼腰穴
位于眉毛中部

丝竹空穴
位于眉梢凹陷处

瞳子髎穴
位于目外眦外侧1厘米左右的耳旁凹陷处

承泣穴
位于瞳孔直下、眶下缘附近

阳白穴
位于眉毛中央约1厘米外

晴明穴
位于目内眦内侧凹陷处

四白穴
位于瞳孔直下、颧骨下凹陷处

要点！

寻找穴位的好方法

上图介绍了穴位的大概位置，大家可以用指尖试着按压相应位置，寻找按摩起来感到酸爽的地方。按摩脸部的穴位时，应将食指、中指和无名指指尖并起来，共按摩3组，每组8秒。按摩手脚的穴位时适合使用拇指指腹。

有益于眼睛的手脚穴位

视线模糊、眼疲劳可能与全身的各种不适症状都有关联。按摩手脚的穴位可以像魔法一样改善眼睛的状态。

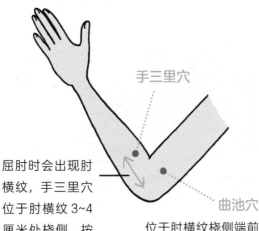

手三里穴

屈肘时会出现肘横纹，手三里穴位于肘横纹 3~4 厘米处桡侧，按压时会有痛感。

曲池穴

位于肘横纹桡侧端前部，按摩曲池穴可以促进上半身的血液循环，缓解肩颈酸痛。

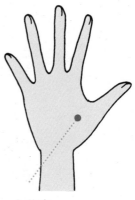

合谷穴

位于第一、第二掌骨之间的凹陷处，按压时会有痛感，按摩合谷穴可有效缓解头痛与肩酸。

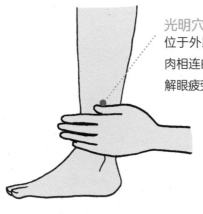

光明穴

位于外踝尖上方 10 厘米左右、肌肉相连的凹陷处，按摩光明穴可缓解眼疲劳，恢复肝脏功能。

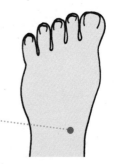

太冲穴

位于足背侧第一、第二跖骨结合部前方凹陷处，按摩太冲穴可缓解肝脏疲劳与体寒。

有益于眼睛的头颈穴位

眼疲劳与肩颈酸痛息息相关，按摩头颈穴位往往能使眼睛放松。

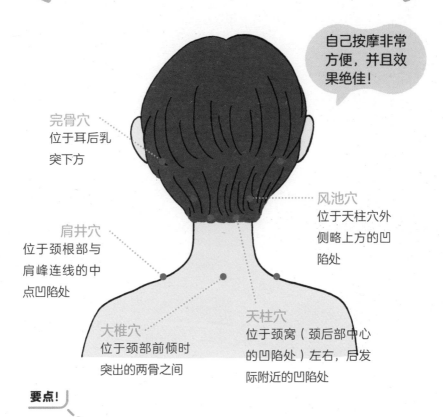

自己按摩非常方便，并且效果绝佳！

完骨穴
位于耳后乳突下方

风池穴
位于天柱穴外侧略上方的凹陷处

肩井穴
位于颈根部与肩峰连线的中点凹陷处

大椎穴
位于颈部前倾时突出的两骨之间

天柱穴
位于颈窝（颈后部中心的凹陷处）左右，后发际附近的凹陷处

要点！

按摩颈部穴位的好手法
如右图所示，双手拇指指腹抵住穴位，其余手指支撑头部，用拇指轻柔按摩。找到舒适的按摩点之后，在按压的同时可以辅以轻微摇动和震动。

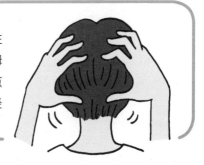

促进肩颈血液循环的小习惯

人们在长时间使用手机、电脑后会感到眼疲劳，这时往往会肩颈酸痛。而肌肉酸痛又导致血液循环不良，无疑又加重了眼部疲劳，由此陷入恶性循环。其实，每小时做 3~5 分钟的小拉伸即可缓解眼疲劳。

另外，长时间以前倾或是驼背的姿势使用手机、电脑，会使颈部维持前倾状态，给颈部造成过多的负担。颈部的骨头（颈椎）原本就有 30~40 度的倾斜，如果姿势不正，就容易患让颈椎变直的颈椎曲度反弓。头部重心前移使得支撑其重量的颈部肌肉出现慢性肌肉劳损，继而引起眼疲劳、肩颈酸痛、手脚发麻、晕眩、想吐等症状，而且可能成为颈椎间盘突出的诱因，因此不可小觑。调整桌椅高度，使耳朵、肩膀、腰椎骨成一条直线，端正看屏幕的姿势。

要点!

> 缓解肩颈酸痛能促进眼睛、脸部、头部以及脑部的血液循环。

缓解肩颈酸痛的拉伸运动

长时间使用手机、电脑或维持同一姿势伏案工作时，最好养成每小时做一次以下拉伸运动的习惯。

左右绕颈运动

缓解肩颈酸痛。

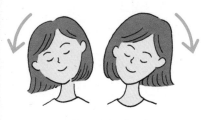

缓缓地左右摆动颈部，感到舒适即可。

前后绕颈运动

拉伸因维持前倾姿势而僵硬的颈部肌肉。

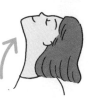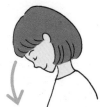

颈部缓缓后仰，脖子前侧有牵拉感。之后颈部尽可能地缓缓前倾。

肩部环绕运动

以肩为支点做绕肩运动

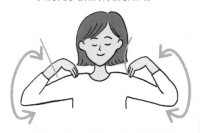

屈肘使指尖点在肩部，手肘抬高至肩部高度，肩膀向前、向后交替画圆。

保持前倾姿势容易导致颈椎曲度反弓

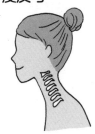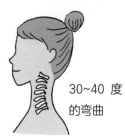

30~40 度的弯曲

正常情况下，颈椎呈"C"形的生理弧度，但是长时间保持前倾姿势会导致"C"形弧度逐渐变直，这就是颈椎曲度反弓。颈椎曲度反弓不仅会导致肩颈酸痛，还有可能成为局部冰凉、头痛、眩晕等症状的诱因。

按摩头皮能缓解眼部疲劳

正如眼疲劳与肩颈酸痛息息相关一样，头皮僵硬也在一定程度上影响着眼睛的状态。另外，用眼过度时消耗的氧气也会变多，因此会产生大量的活性氧，使人感到疲惫，这也会引起肩酸、头皮血液不畅的问题。如果能放松头皮、缓解肌肉僵硬以改善血液循环的话，那么眼疲劳也能得到相应的缓解。

画圈按摩耳部上方的颞肌能有效缓解眼疲劳。头部也有穴位（经穴），可以有意识地按摩脑后的天柱穴、风池穴与头顶的百会穴等，这些穴位都有助于促进头皮的血液循环（参考第 77 页）。头皮覆盖了整个头盖骨，其最理想的松缓度即能用指尖轻轻揉动的程度，但是在现代，不少人的头皮非常僵硬，以致按摩时也紧绷到无法动弹。所以建议用指腹扶住头部，慢慢地舒缓头皮。

要点！

感到眼疲劳、肩颈酸痛时，尝试着舒缓一下僵硬的头皮吧。

舒缓头皮的两种按摩方式

长时间维持同样的姿势常常会令人感到肩颈酸痛，头皮也会随之变僵硬。这里将介绍一些有效舒缓头皮的小窍门。

简单的头皮按摩

百会穴

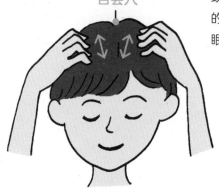

百会穴位于头顶正中线与两耳尖连线的交叉处。百会穴对于调节颈部以上的各种不适症状有极佳的效果，对于缓解压力、治疗失眠以及高血压等也非常有效。

两手呈抱头状扶住头部，微动指尖按摩头部，或是前后左右按摩头皮。渐渐你会发现按摩起来比一开始轻松很多。

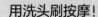

用洗头刷按摩！

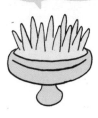

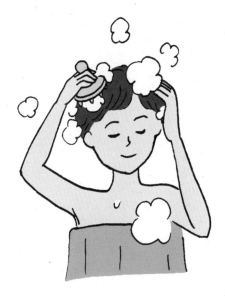

在洗头时也可以轻松使用由橡胶或硅胶洗头刷按摩头皮。养成每天洗头时放松头皮的习惯。

晚上泡澡可以暖和全身，促进血液循环

伴随眼睛疲劳，身体会长时间处于不适状态，这就是眼力劳损。缓解眼力劳损的最好方法就是促进血液循环。其中，泡澡十分有效。

首先，泡入约 40 摄氏度的温水中，水没及肩部，这样能促进全身的血液循环。使用自己喜爱的沐浴露或加入喜欢的精油能使效果更显著。接着是 10 分钟左右的半身浴，这时可以将热毛巾（参考第 71 页）轻放于眼睑上或者按摩与眼部有关的穴位（参考第 74 页）。清洗头发和身体后，用 43 摄氏度左右的温水淋浴冲洗眼睛附近以及肩颈部位，时长大约 5 分钟，这样可以促进血液循环。但是因为眼睛不能承受过大压力，所以切记不能直接对着眼球冲洗。

在泡完澡后 2 小时左右，体温会下降，这时副交感神经占据主导地位，有助于促进睡眠，入眠期间细胞会进行再生，这也是泡澡的一大好处。

要点！

> 在温水中浸泡有利于放松全身紧绷的皮肤，缓解肌肉僵硬，促进血液循环。

缓解眼疲劳的泡澡方式

泡澡非常有利于缓解眼疲劳。慢慢进入水中，用泡澡这种方式放松身心，促进血液循环吧。

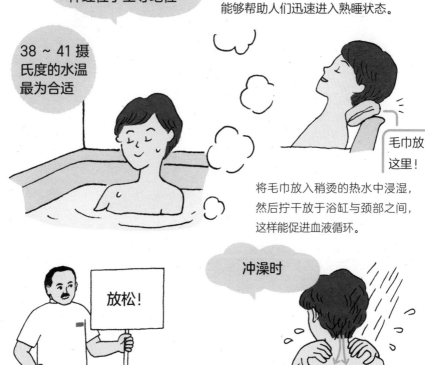

温水有利于使副交感神经位于主导地位

38 ~ 41 摄氏度的水温最为合适

推荐在晚上泡澡时使用温水。泡澡有利于放松身心，促进血液循环，并且能够帮助人们迅速进入熟睡状态。

毛巾放这里！

将毛巾放入稍烫的热水中浸湿，然后拧干放于浴缸与颈部之间，这样能促进血液循环。

放松！

颈部保持暖和不仅能促进血液循环，而且能使眼睛感到舒畅。

冲澡时

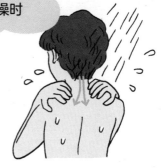

冲澡时可以利用淋浴的水压按摩颈部，从后发际线冲洗到肩部有利于疏通淋巴，消除头部淤血。

不要过度冲洗皮脂，皮肤干燥时用精油滋润

过敏与特应性皮炎会导致眼睛患病，而这些疾病很有可能引起失明，所以作为眼科医生，我也十分关注这两类病症。特别是特应性皮炎，它会弱化皮肤的屏障功能，引起强烈的瘙痒感，容易引发眼睑的皮炎或流行性角膜结膜炎。另外，人们会因皮肤的瘙痒感而不停地揉搓眼睛或反复眨眼，所以即使是年轻人，也有可能因此患上白内障、视网膜脱离或是圆锥角膜。而且晶状体悬韧带变得脆弱后，人们甚至可能患上青光眼或晶状体脱位。

因此避免皮肤干燥非常重要。类固醇类药物可用于止痒，但因为副作用大，不能长期使用。要想避免皮肤的水分蒸发，可以在泡澡时使用添加了橄榄油的香皂洗掉皮肤上的污渍；清洗干净之后，可以直接在湿润的皮肤上涂抹阿甘油或橄榄油等萃取的优质精油。等精油渗透进皮肤以后冲洗掉，这样皮肤上就只剩自然残余的油分，这种方法不仅有助于保湿，而且能稳定细胞。

要点！

> 尽量避免皮肤的水分流失，
> 留住皮脂，防止皮肤瘙痒。

防止皮肤干燥的洗澡方法和精油护理

我们应该了解一些防止脸部以及身体瘙痒的生活习惯。注意不要在洗澡、洗脸时过度清洗皮脂，同时要使用优质的精油做好护肤工作。

不要用力搓洗，温柔地对待肌肤

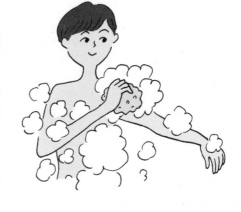

使用质地较硬的毛巾或用洗澡刷取过多的香皂搓洗，会导致皮脂过度流失。

使用优质的精油护肤

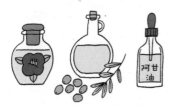

最好选择无药品添加的、自然萃取的精油。山茶油或橄榄油比较容易购买，而只有摩洛哥的阿甘树才能萃取到的阿甘油则较为稀少，但是其保湿效果与护肤功效都非常显著。

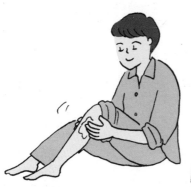

不需要大量使用精油，选择优质的精油产品护肤才有利于眼睛与肌肤的健康。

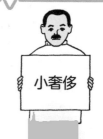

小奢侈

洗完澡后，可以在皮肤上涂一层薄薄的精油，待其渗入肌肤后淋浴冲洗，这样就不会有黏腻感，所以推荐在浴室中涂抹精油。

睡前一小时是缓解眼疲劳的黄金时间

　　手机、电脑屏幕会发出蓝光，这种短波长的光传递到视网膜后，信息会传送至下丘脑。睡前一直玩手机、电脑会导致两个问题：第一，重置生物钟，一直被光线照射着，身体会误认为已经到了早上，造成睡眠周期紊乱；第二，抑制"睡眠激素"褪黑素的分泌，容易导致睡不安稳，睡眠质量下降。

　　睡眠质量下降意味着细胞的再生能力下降，会危及眼睛以及全身的细胞，所以睡前尽量不要玩手机或电脑，也最好避免开着明晃晃的蓝光照明灯，可以将波长较长的暖色系灯调暗使用。泡温水澡能使身心得到放松，有利于副交感神经发挥主导作用，促进睡眠，做好充分的睡前准备。

要点！

保护眼睛不受蓝光危害，调节植物神经，做好充分的睡前准备。

在一天结束时让身体和大脑得到放松

可以利用睡前时间提高睡眠质量。睡前玩手机会刺激交感神经，扰乱生物钟，所以不要睡前玩手机。

泡澡时滴入喜欢的精油或舒缓地拉伸

关掉手机！营造一个光线柔和的空间

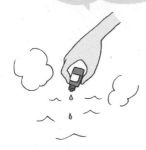

芳香能使休憩更加舒适，泡澡时可滴入 1~2 滴精油。同时，泡澡时可以轻轻拉伸手脚和酸痛的肌肉。

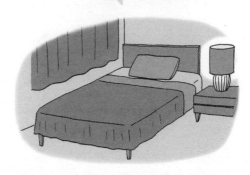

不要睡前一直照射蓝光，可以将照明灯调成暖色系，入睡时再关灯，这时副交感神经发挥主导作用，促进褪黑素的分泌。而良好的睡眠有利于细胞的再生。

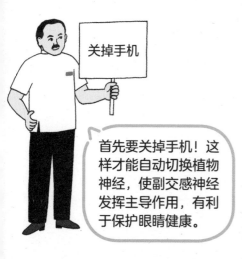

关掉手机

首先要关掉手机！这样才能自动切换植物神经，使副交感神经发挥主导作用，有利于保护眼睛健康。

小专栏

切换自然光与照明灯的关键

在现代，昼夜的分界线逐渐模糊，这导致人体内的生物钟变紊乱。人在早晨沐浴阳光后，体内的交感神经发挥主导作用，促进血清素的分泌；而天色渐暗后，发挥主导作用的是副交感神经，它能促进睡眠激素——褪黑素的分泌。另外，眼轴变长是患近视眼的原因之一，而自然光中所含的紫外线能使眼球变硬，防止眼轴变长，因此也能预防近视。所以孩子更要避免熬夜。

正确的视力矫正方式能减轻眼睛的负担

有些人不想戴眼镜、不愿承认自己是老花眼等，明明已经看不清了却依旧不愿矫正视力，维持着"看不清"的生活，这种顽固不仅会使病情加重，还会引发眼疲劳、肩酸、头痛等症状。"勉强能看清"与"能看得清晰"的人所产生的疲劳感是完全不同的。有些人从20岁左右起视力调节功能就开始下降，30岁就患上了老花眼。近视眼与散光同样出现了年轻化趋势，早日佩戴眼镜矫正视力，不仅能轻松视物，而且能减少疲劳。一旦察觉到自己视物困难，请立即检查视力。远近两用眼镜的种类较多，请结合自己的生活所需酌情选择，以便提高生活质量。

孩子的晶状体富有弹性，因此即使出现了远视眼或散光的征兆，也能进行自我调节，使视野变清晰，但是睫状肌的收缩会让眼睛特别疲惫，这有可能成为孩子讨厌看书或讨厌学习的原因。所以孩子患了远视眼尤其要早发现、早矫正。

要点！

结合工作或兴趣等生活所需来挑选眼镜。

结合生活所需挑选眼镜

不要根据年龄来判断眼睛的状态，而是要实际测量近视眼、远视眼、散光的度数，只有早日矫正视力，才能过上轻松的生活。

远近两用眼镜的挑选方法

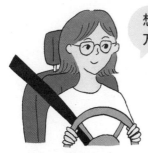

想看清远方事物

想看清中距离事物

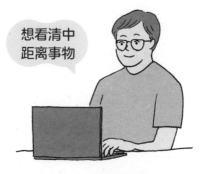

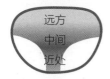

远近型

由近及远都能看清

偏向于看清远方事物，看近处时视野狭窄。不适合看电脑等中间距离事物。

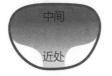

中近型

身前 3~5 米左右视物清晰

适合做菜、读书等室内生活使用，但是在室外视物时多不清晰，使用不便的情况也较多。

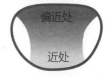

近型

身前 1 米左右视物清晰

侧重于看近处事物。看电脑屏幕会非常清晰。适合在屏幕与手之间来回切换的伏案工作中使用。

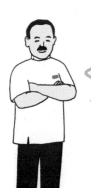

矫正视力的方法众多，改变角膜折射力度的准分子激光手术（LASIK）或植入晶状体的 ICL（可植入式隐形眼镜）手术，以及在治疗白内障时使用的多焦点人工晶体等都可以矫正视力。此外，医生的技术也会在很大程度上影响矫正结果，所以选择技术过硬的医生十分重要。

安全、有效地使用眼药水的注意事项

　　药店里摆放着众多眼药水可用于缓解眼疲劳、瘙痒，改善眼睛的调节障碍。但是在使用眼药水时，最重要的是根据实际症状适时使用，比如可收缩血管的眼药水虽然可以缓解眼充血，使眼睛暂时恢复原状，但是经常使用会使血管扩张，最终导致眼睛经常充血。泪液是眼睛最好的保护液，过度使用眼药水反而会破坏泪液平衡。

　　市面上的眼药水多含防腐剂，经常使用会引发角膜上皮功能障碍，而医院常用的眼药水中防腐剂含量较少，有些甚至是无添加的，所以最好去医疗机构请医生开眼药水。同时，掌握眼药水的正确使用方法也十分重要。

　　因患特应性皮炎而经常揉搓眼睛的人可以结合自己的体质（即中医的"证"），服用越婢加术汤、黄连解毒汤、桂枝茯苓丸等，这些中药都可以缓解眼睛瘙痒的症状。

要点！

　　○ 不可过于依赖眼药水。

　　使用眼药水时需要掌握正确的使用方法。

眼药水的正确使用方法

以下是为不擅长使用眼药水，以及错误地使用眼药水的人开展的小讲座。阅读之后请重新回顾自己的滴眼药水流程。

眼药水的正确使用方法

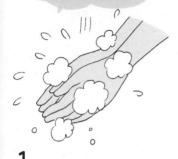

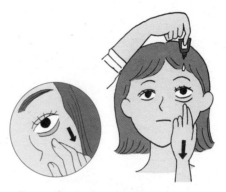

1 首先仔细清洗双手
用香皂细细搓洗。

2 下拉下眼睑再滴眼药水
用指腹触碰下眼睑下方，轻轻下拉，然后从上方滴一滴眼药水（一滴就够）。眼睛微张即可，即使没有滴在眼珠上也无大碍。眼药水瓶瓶口较硬，为防止眼睛受伤，注意不要让瓶口接触到眼睛。

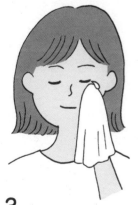

3 滴完后
滴完眼药水之后立即闭眼，轻拭眼睛周围的眼药水与泪液。稍等片刻再睁眼。

小专栏

积极使用止痒药物

如果因花粉症或特应性皮炎经常揉搓眼睛的话，即使是年轻人也会出现视网膜脱离或白内障等病症。为了防止此事发生，首先应该恰当地止痒。内服抗组胺药可以抑制眼部瘙痒，同时类固醇类药物可以抑制炎症，所以使用内含类固醇类药物的眼药水也十分有效。不要盲目地拒绝药物，而是应该根据具体症状改变用药，遵循医嘱才是正确的选择。

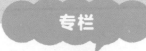

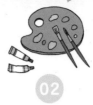

02

【 预防才是最佳的治疗
护眼重要，牢记心间 】

对人类而言，有 90% 的信息都是通过眼睛获得的，所以巨大的负担导致眼睛在现代社会更容易疲惫、患病。而且眼睛没有任何守护，独自裸露在外，因此与其他器官相比更容易受伤。另外，近年来无论男女老少都经常使用手机，长期目视屏幕而积累的视网膜伤害想必在今后也会成为一大问题。

这是一个对眼睛十分不友好的时代，因此我们需要从自身的饮食、运动、睡眠等方面调整生活节奏。在睡前泡个澡，使副交感神经处于主导地位，促进血液循环，充分放松调节眼睛的睫状肌，同时推荐使用热毛巾热敷眼睛，缓解眼疲劳。在开车以及使用电脑、手机时，必须佩戴防蓝光或是防紫外线的眼镜，以保护视网膜。另外，在这个不愁吃食的时代，糖尿病患者也在增多，控制糖分对于预防糖尿病视网膜病变来说十分有效。

做好日常的护眼工作能保护大家远离眼部疾病和视力下降问题。另外我在这里想提醒一句，即使接受了最先进的眼科手术，大家也要保持护眼的饮食习惯与生活习惯。

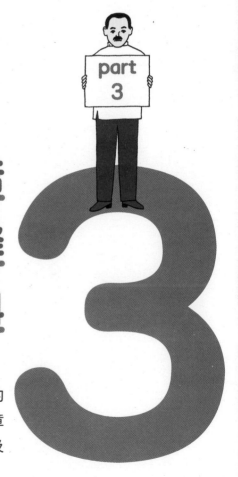

为避免术后
后悔，请选择
信赖的眼科

眼睛感到不适时，应立即找技术过硬的眼外科医生，并接受最优的治疗。本章将介绍一些常见眼科疾病的患病原因及其治疗方案。

找专家诊治时的注意事项

本章主要介绍一些必须接受治疗的眼科疾病。眼疲劳、干眼症等可以根据第二部分所介绍的膳食调理法以及自我护理法加以改善或防止恶化，但是白内障、青光眼、糖尿病视网膜病变、黄斑变性等眼科疾病则必须接受专家的治疗。

可以利用手术恢复的眼科疾病不在少数，但是为了得到最佳的治疗效果，患者自身也需要储备一定的相关知识，因此本章将介绍一些眼科疾病的概要及其治疗方法等的相关内容。

首先需要知道的是，眼科手术的治疗效果在很大程度上取决于眼外科医生的技术与经验。至今为止，曾在我的眼科医院接受治疗的患者中有不少人事先接受过不恰当的治疗。

很多人误以为只要花相同的医疗费，就能在所有的医院接受相同水平的治疗，实则不然。越基础的手术越考验医生（主刀医生）的真本事，眼外科医生的技术高低在很大程度上能左右术后效果。

眼科疾病的治疗少有需要争分夺秒的紧急情况，多数情况下都有足够的时间考虑、抉择，所以切勿病急乱投医，而是应该经过周全的考虑再决定在何处就医。以防万一，平时可以事先做好调查。接下来我将介绍几个容易陷入的误区。

• 只在意距离较近，方便就诊

白内障患者因手术前往医院的次数较少，如果仅仅是因为"距离较近"这个理由而选择技术较差的医院，那么往后几年、几十年难免要与模糊的视野、不便的生活相伴。

• 认为大医院就诊才安心

医院的规模不代表医生的技术高低。在日本，有些综合医院或大学附属医院的内科非常有名，但是眼科的水平一言难尽。也可能会出现让缺乏经验的医生担当大任的情况。所以应该提前仔细确认每一位医生负责过的手术场数和医术水平，在此基础上再进行筛选。

• 只在意治疗费便宜，经济负担小

眼外科手术尽量少做，仔细考虑一下"便宜"意味着什么。如果手术失败了，用在手术恢复的治疗费又是一笔大支出。

• 认为给出"不推荐做手术"建议的医生非常体贴

有的医生明知有些疾病只能采用手术治疗，最后却给出"不推荐立即做手术，先观察一下情况"的建议。有些患者会认为这样的医生是在为患者着想，但是难说其中是否混杂了一些因为担心手术失败，而找借口往后推延的眼外科医生。

白内障是晶状体混浊造成的视力下降

在眼科疾病中，最容易因年龄增长引发的是白内障。正如皮肤会随着年龄增长而逐渐变得暗沉无光一样，晶状体也会因为老化而变得混浊。原本清透明亮的晶状体变得混浊，最后难以视物。白内障的症状因人而异。有些患者的晶状体正如"白内障"的字面意思一样，会逐渐变白变混浊，有些患者则会出现复视、多视，另外还有视野变暗、有眩光感、感到近视程度加深等表现，症状千差万别。白内障病情发展较缓，患者往往难以意识到自己的视力在下降，这也是白内障的一大特征。包括症状较轻的人在内，50~60 岁的人群中患白内障的比例达 50%，60~70 岁为 80%，70~80 岁为 90%，而 80 岁以后的患病率接近 100%。但是最近 40~50 岁的人群中白内障患者也在逐渐增加，有的患者打算等病情恶化再接受治疗，但是我认为，最好在视物困难的阶段早日接受手术。如果使用多焦点人工晶体进行手术的话，术后几乎能在裸眼的状态下清晰视物，而且白内障不及时治疗容易引发青光眼。

要点!

○ 晶状体原本无色透明，但是因为其中的蛋白质发生了变性逐渐变得混浊。

白内障是什么?

白内障是因为角膜内部的晶状体部分变混浊而引发的眼科疾病。但是根据晶状体的混浊方式与混浊位置不同,表现出来的症状也大不相同。

患白内障后的状态

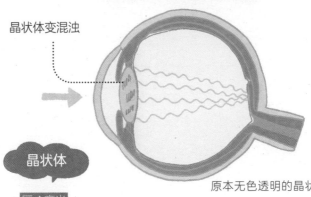

晶状体变混浊

晶状体

厚4毫米

前囊　　　皮质

直径9毫米

后囊　　　核

原本无色透明的晶状体因年龄增长、用眼过度而氧化变质,逐渐变得混浊,这就是白内障。

晶状体表面由一层薄膜包裹,称为"囊",而内部则充满了由蛋白质和水构成的无色透明的胶状体,此为"皮质"。此外,晶状体中心还有一个被压缩的"核"。根据具体的混浊部分不同,白内障症状会有所区别。

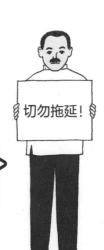

切勿拖延!

白内障若是无法得到及时治疗,晶状体就会变厚进而顶出虹膜,而眼内的水分循环不畅会使眼压上升,最后诱发青光眼。为了避免情况恶化,请尽早接受白内障手术。

只有手术才能治疗白内障

就如今而言，药物治疗对于白内障来说毫无用处，治疗白内障只能依靠手术。晶状体的囊中有细胞与蛋白质，而白内障手术旨在取出混浊的细胞与蛋白质组织，再植入人工晶体。也就是说，剔除混浊的组织并换上透明的晶体，利用这个晶体清晰视物。

根据人工晶体的种类以及挑选方式不同，术后效果会存在差异。在日本，单焦点人工晶体可以利用健康保险（日本的医疗保险）有一部分优惠。顾名思义，单焦点人工晶体只有一个焦点，因此看其他距离的事物时需要佩戴眼镜。除此之外，近年来多焦点人工晶体也在迅速发展，不仅可以对焦各种距离，还有矫正散光的功能，甚至还能应对老花眼。换言之，多焦点人工晶体可以应对绝大多数眼科疾病，使患者在术后裸眼的状态下清晰视物。但是多焦点人工晶体也并非"万能药"，它有利也有弊。多焦点人工晶体种类繁多，有适合看远近两点的双焦点人工晶体、三焦点人工晶体、景深扩展型人工晶体等，因此挑选时尽量选择功效符合自己期待的晶体（参照第107页）。

要点！

○ 混浊的晶状体不可逆。虽然治疗手段只有手术，但是可供选择的手术方式有很多。

白内障手术的流程

现在的白内障手术往往在眼睛表面滴入麻醉剂之后再进行，手术时角膜与晶状体的伤口极小，只须将粉碎后的混浊晶状体吸出，所以眼睛承受的负担也很小。

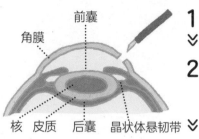

前囊
角膜
核　皮质　后囊　晶状体悬韧带

1 在眼睛表面滴入麻醉剂，进行局部麻醉。

2 将角膜切开一个小口，用 CCC 植入镊在晶状体囊袋（前囊）上开一个小口。

最新技术！ **伤口变小了**

3 从囊袋的切口处用超声波粉碎晶状体内部的核，然后连同皮质一起吸出，随后将后囊处理干净，留下一个干净、光滑的囊。

最新技术！ **粉碎乳化**

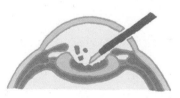

4 用粘弹剂填充囊袋，再通过推注器针管植入折叠式人工晶体，襻在内部慢慢展开，最终固定晶体。

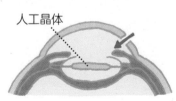

人工晶体

5 手术结束。眼压会使伤口自然愈合，所以无须缝合，且术后不会出现散光，恢复也非常快。

以上所介绍的是在我的眼科医院做手术时的流程。白内障手术流程会根据医生的技术高低与使用的设备而有所不同，技术与设备的好坏也会影响伤口的大小与眼睛承受的负担，所以最好事先进行调查再就诊。

人工晶体

支撑部（襻）
固定晶体

光学部（晶体）
代替晶状体

白内障手术前后

如今是一个长寿的时代，这意味着任何人都有可能患白内障，都有可能做白内障手术，即使个体之间存在差异，也有必要了解一下手术前的流程。平常应该仔细确认双眼的视力，若是出现视物困难的情况，应立即前往信赖的医院就诊。有时白内障可能伴随着青光眼或视网膜疾病等并发症，因此应该进行综合的眼科治疗。

如果确诊了是由白内障导致的视力下降，请考虑接受手术治疗，但是也无须着急，首先应该仔细考虑手术时间与做手术的机构。另外，术后效果会因眼外科医生的技术与经验以及人工晶体的选择产生差异。我在做白内障手术时会先使用麻醉剂对患者进行麻醉，随后切开一个无须缝合的切口，再切削晶状体核等在短时间内完成手术。而且，人工晶体的种类十分多样，有单焦点人工晶体与种类繁多的多焦点人工晶体（参考第107页），个人比较推荐植入多焦点人工晶体，多焦点人工晶体能使患者在术后裸眼的情况下清晰视物，但是在日本如果想要使用健康保险的话，可以选择植入单焦点人工晶体，然后在术后使用眼镜进行矫正。

要点！

从选择医院到检查，再到选择人工晶体……综合考虑前后的日程之后，再决定手术的日期吧。

白内障手术的日程安排

一旦发现有患白内障的可能，请立即前往有条件做手术的医院就诊。接下来将介绍从初诊到手术结束的标准流程。

1 到自己信任的眼外科医生处就诊

选择技术好的眼外科医生非常重要。首先，尽可能利用书籍、大众的口碑点评等多渠道收集信息，辨别宣传的真伪，挑选正确、有用的信息。

2 初诊与检查

初诊后进行视力检查、显微镜检查、屈光检查（验光）、眼底检查等各种检查。

3 诊断

做完检查后，相关人员会综合各种结果向患者说明目前的病情。如果需要进行手术，那么患者应该在听取手术说明后，与医生商量手术前的流程与人工晶体的选择。

4 术前的精密检查

决定了要做手术后，需要进行精密的检查，相关人员也会对人工晶体的选择（参考第106页）与手术相关的费用（参考第110页）进行说明。

5 挑选人工晶体

隐形眼镜会损伤角膜，因此为了修复损伤，平时使用隐形眼镜的患者需要在术前一个月左右停止使用隐形眼镜，随后再进行检查。检查至少会记录三次以上的数值，以确认眼睛状态是否稳定。特别是植入多焦点人工晶体的手术，避免误差非常重要。可以综合医生的建议以及自己期待的效果选择人工晶体。

6 决定手术日期

决定手术日期需要考虑很多因素，比如：术前禁止使用隐形眼镜，同时术前一周需避免异物和脏物进入眼睛，而术后则需要一定的恢复时间。因此如果事先有旅行、运动计划的话，请注意时间安排。另外，术前3天需要使用抗生素眼药水。

7 手术当天

- 早餐应少食
- 到达医院后先进行术前检查
- 使用麻醉剂进行麻醉
- 换完手术衣后前往手术室
- 注射镇静剂，进入睡眠状态
- 术后需安静修养，并佩戴专业的眼科护目镜

 或

手术只需5分钟左右

8 术后检查

- 术后的第二天或第三天进行检查
- 术后暂时持续使用眼药水
- 定期接受检查

术后一周之内，外出时请佩戴专业的眼科护目镜

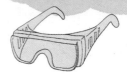

就诊当天的注意事项

接下来将介绍从术后到恢复日常生活的这段时间之内的日程安排。如果这期间有婚丧嫁娶等必须出席的场合，那么可以适当地调整手术时间。

就诊时的必备物品

☑ 社会保障卡或身份证

☑ 平时使用的眼镜

☑ 病历等记录现在服用的药物名称以及就诊医院的物品

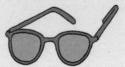

☑ 若能事先拿到病例调查表，可以提前填写

☑ 若患者同时患有糖尿病，请携带血糖值等报告表

☑ 遮光墨镜（使用散瞳剂后需要避光）

到医院就诊时的注意事项

视力完全恢复之前
切勿骑自行车或开车

检查时会用散瞳剂打开瞳孔，因此会有4小时左右视物困难，所以不要开车到医院，而是在家人或好友的陪同下到院检查，以防脚下不稳。

\ NG[1] /

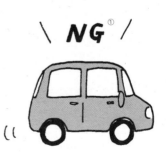

[1]No Good（不好，不行）的缩写。——编者注

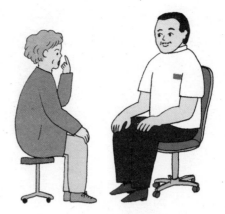

就诊时需要向医生说明的事项

☑ **现在的状态如何？**

需要向医生说明的事项中最重要的三点就是：不适症状何时开始、哪一只眼睛首先不适、具体症状如何。

☑ **是否曾在眼科接受过治疗或手术？**

需要向医生明确说明接受治疗或手术的时间、治疗的眼睛（左还是右）、在何处就诊、具体接受了怎样的治疗或手术等情况。

☑ **眼睛是否曾经受过外伤？眼睛和头部是否曾受到强烈的外力冲击？**

☑ **现在是否有正在就诊的医院（即使在其他医院接受的是眼科以外的治疗，也需要告诉医生）？**

将患了什么病、就诊医院、开的药品名称以及现在使用的药物的副作用等具体情况告诉医生。

☑ **除了眼科疾病，是否曾患过其他重大疾病？有无手术经历？**

需要说明自己何时患病、曾患何种疾病以及治疗的详情。

☑ **过去是否患糖尿病或处于糖尿病边缘（2型糖尿病之前的阶段）？**

需要说明自己现在的血糖值，以及正在服用或使用的药物。

☑ **是否戴眼镜？**

需要说明自己现在佩戴的是远视眼镜（近视眼使用）还是近视眼镜（远视眼、老花眼使用）或是远近两用眼镜。

☑ **是否使用隐形眼镜？**

隐形眼镜为软性还是硬性？上一次使用隐形眼镜是什么时候？

☑ **是否抽烟？有无饮酒的习惯？**

☑ **是否患有乙型或丙型肝炎、梅毒、HIV（人类免疫缺陷病毒）等传染病？**

戴上护目镜回家或住院

　　白内障手术后，虽然患者的眼睛可以直接视物，但是还需花上一段时间才能恢复视力，因此患者需要佩戴护目镜。如果患者在术后希望回家，那么可以让家人或朋友陪同，不要独自乘坐公共交通工具。考虑到患者在术后第二天需要到医院进行检查，所以离家较远的患者可以住在医院附近的宾馆或是考虑住院。医生会在术后根据患者的具体情况给出建议，患者还是遵从医嘱为好。

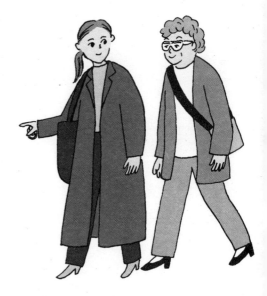

　　白内障手术中所使用的麻醉虽然只是采用滴眼形式的局部麻醉，但是也夹杂了镇静剂，所以患者术后难免身形不稳。在这种情况下走路是非常危险的，因此患者切勿长时间行走，也不要独自乘坐公共交通工具回家。

回家时的注意事项

　　若手术当天回家的话，请避免长时间移动或在人群中走动。

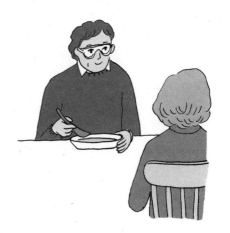

饮食照常

　　术后的饮食可以和平时一样，不用多加顾虑，但是至少得等一周后才能喝酒。

恢复日常生活的主要时间点

洗脸

术后第三天才可以用湿纸巾等擦拭脸部，并且注意避免直接接触眼睛，一周后才能直接洗脸。

洗头

术后第三天起可以在理发店里洗头，自己洗头大概在一周之后才行。最重要的是注意避免感染，不要让异物入眼。

泡澡

术后第二天可用淋浴方式冲洗颈部以下，第三天以后可以泡澡，但要注意避免热水或香皂等接触眼睛。泡完澡后立即使用医生开的眼药水。

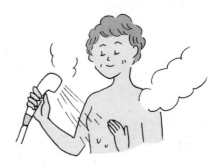

	手术当天	第二天	三天后	一周后	一个月后
洗脸	×	×	×	○	○
洗头	×	×	▲	○	○
泡澡	×	×	▲	○	○
化妆（除眼妆外）	×	×	▲	○	○
化妆（眼妆）	×	×	×	×	○
工作（脑力劳动）	×	×	▲	○	○
工作（体力劳动）	×	×	×	▲	○
购物	×	×	▲	○	○
散步	×	×	○	○	○
运动	×	×	×	×	○
游泳	×	×	×	×	○
旅行（短距离）	×	×	×	▲	○
旅行（长距离）	×	×	×	×	○

结合日常生活挑选人工晶体的小技巧

就白内障手术而言，挑选人工晶体非常重要。单焦点人工晶体只能看清视野中的某一点。在日本，如果选择了单焦点人工晶体进行手术，就可以利用健康保险优惠一部分。与此相对，多焦点人工晶体可以矫正近视、远视、散光以及老花眼等与距离有关的视物模糊问题，手术后也可以裸眼清晰视物，但是多焦点人工晶体需要自费。

但是仅凭花费做决定未免太过片面。植入单焦点人工晶体的话，术后还需购买眼镜，而且取戴眼镜也非常麻烦，但是植入多焦点人工晶体之后，裸眼的可视范围非常广，不戴眼镜也几乎都能看清，近处能看书，远处能开车。所以结合自己的日常生活挑选人工晶体才能满足使用需求。

如果选择单焦点人工晶体进行治疗的话，可以了解一下我开创的单眼视设计。所谓单眼视设计就是指手术中双眼选择聚焦远近不同的人工晶体，这样的话无论是看近处还是远处，大脑都可以选择相应聚焦方的信息，并在脑内形成清晰的画像。术后即使裸眼也能看清相当广范围内的东西。

要点！

首先了解各种人工晶体的价格与术后效果，再根据个人的判断挑选。

人工晶体的种类与特征

人工晶体的种类、术后效果以及挑选方法等知识关乎患者在术后是否能获得自己满意的效果，接下来我将对各类人工晶体进行一一说明，请在了解这些知识的情况下进行选择。

单焦点人工晶体

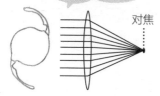

对焦

单焦点人工晶体只能对焦某一个距离，所以使用此种人工晶体的患者请结合自己最在意的距离来选择度数。

多焦点人工晶体

多焦点人工晶体可以对焦数处，比如双焦点、三焦点、景深扩展型人工晶体，也有可以矫正散光以及防蓝光的人工晶体等。刚开始使用人工晶体时，看夜间光线可能会出现光晕或者因散射出现眩光，但是这些现象都会随着时间的推移而逐渐减少。所以多焦点人工晶体不仅可以治疗近视与远视，而且能治疗老花眼与散光。

近焦点
远焦点

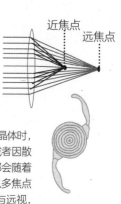

同时兼顾不同距离的视野！

→景深扩展型人工晶体

景深扩展型人工晶体是最受欢迎的一款人工晶体，它不受距离限制，可以自然地看清任何距离的东西，能选择从近处到中处，或是中处到远处的视野。左右眼采用微单视设计，使两眼的度数出现些微差异，这样不仅能看清视野内的全部事物，而且能防蓝光。

患者自身带有散光，但是想裸眼看清不同距离的事物

→散光矫正型人工晶体

多焦点人工晶体基本可以同时满足看近处与远处的两种需求，但是患者自身还同时有散光的话，那么矫正散光才是重点。如果想要真正地享受用裸眼清晰视物的舒适生活，那么可以选择带有矫正散光功能的多焦点人工晶体。

多焦点人工晶体的种类与特征

→远、中、近三焦点人工晶体

三焦点人工晶体共拥有两个近焦点以及一个远焦点，可以满足生活中人们对于看书、用电脑、开车等的视力需求。看书与开车时的远近需求都能充分满足，但问题在于 10 年后，人工晶体中会进入水分，出现闪辉现象，导致视力下降。若是已经出现闪辉现象，则应该切除晶体并缩小取出。

喜欢阅读文字，也想要享受外出望远！

→远近双焦点人工晶体

远近双焦点人工晶体将光线分为近处与远处，因此看远处与近处时的效果都非常好，多年以来一直深受大众好评。此类晶体既能看清密密麻麻的文字，也能看清远处的事物，但是不适合看中等距离的事物。

术后的自我检测与护理非常重要

从白内障手术结束到病情稳定需要一段时间，这段时间主要用于逐渐稳定视力，让大脑适应人工晶体的屈光，时间长短因人而异。相对而言，年轻人能够快速适应新的晶体，恢复视力，而年纪越大的人，花费的适应时间也会越长。另外，虽然白内障手术的安全性较高，但是也可能会出现术后效果与预期不同的情况，所以我们需要知道术后的个人感受会因个体差异而产生不同。

术后请严守之前的生活作息，直至恢复日常生活，剧烈运动可能会引起晶体脱位、位置偏移、晶体旋转，引发炎症以致眼压上升等一系列问题。因此请避免在术后进行高强度工作与激烈运动，静待恢复。另外，切勿用手揉搓眼睛，避免汗水、水渍等入眼，远离不干净的环境以防止感染，按照医嘱在半年内坚持使用眼药水，做好护理工作，避免引起并发症。术后可能会出现术前未知的玻璃体混浊与视网膜脱离等现象，所以要切实做好术后观察工作。

要点！

即使是安全的手术，术后观察也非常重要，所以多了解一些相关知识吧。

白内障手术的术后效果

如果患者对手术的期待值过高，那么难免会对术后效果感到不安，接下来我将介绍常见的术后视野变化以及注意事项。

注意事项

注意防止术后感染

虽然白内障手术的切口非常小，但是在完全愈合之前也有可能有细菌进入，因此术后需要避免水渍、汗水、异物进入眼睛等，远离不干净的环境，遵从医嘱按时滴眼药水。

后发性白内障

在手术中放入人工晶体的囊袋上可以发生残留上皮细胞的增殖，因此随着时间的推移会出现纤维化现象，这就是后发性白内障。若是纤维化现象严重并导致视力下降，就需要在数年后使用 YAG（钇铝石榴石晶体）激光后囊膜切开术进行治疗。

术后常见的视野变化

视线中出现飘浮物

玻璃体混浊引起的飞蚊症会使视线中产生细小的飘浮物，但是在晶状体混浊时常常难以发现这一点。另外，这一现象也有可能是由视网膜裂孔、视网膜脱离、玻璃体出血、葡萄膜炎等疾病引起的，因此应该及时就诊并查明原因。

出现眩光感

白内障患者因晶状体混浊呈黄褐色，所以此前入眼的光量较少，而且会吸收蓝光。然而患者在通过手术植入透明的人工晶体之后，不仅入眼的光量增多了，而且能辨别蓝光，所以术后常常会有眩光感，看到的东西也会泛银白色。

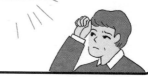

使用无缝合手术进行治疗可在一个月之后配眼镜

眼镜需要在视力稳定之后进行调整，术后患者最快能在两周后开始配眼镜。植入单焦点人工晶体或多焦点人工晶体之后仍需要眼镜矫正视力的患者，可以等病情稳定下来再配眼镜。如果手术中使用了由我开创的无缝合技术的话，那么病情能尽快稳定下来，术后一个月就能配眼镜。多焦点人工晶体能治疗散光，因此术后裸眼视力较好。但是如果有需要的话，可以在半年后再做近视或散光的准分子激光手术。

白内障手术的开销情况

　　白内障手术的费用会根据使用的人工晶体种类不同而有所差别。如果选择了单焦点人工晶体，那么在日本可以使用健康保险优惠一部分，自己只需要承担10%～30%的费用（参考右页）。

　　而植入多焦点人工晶体的费用则会根据使用的人工晶体种类以及就诊医院有所差别。在日本，治疗效果卓越、副作用小以及只有少数医疗机构才能治疗的疾病被归为"先进医疗"。直至2020年3月，日本厚生劳动省承认植入多焦点人工晶体手术属于先进医疗的范畴，因此针对在日本加入了医疗保险中的先进医疗特约的患者，可以全额返还手术费。但是根据现有的规定，植入多焦点人工晶体手术已经不再属于先进医疗的范畴，因此自费费用包括手术费本身以及一部分的选定疗养费用（如优质的疗养环境）。

　　医生的技术及人工晶体的种类会左右术后效果，因此最好在充分做好相关调查之后，再结合手术费用、术后效果做最终的决定。

　　一年内的医疗费用如果超过10万日元，可以申请返还医疗费扣除费，术后调整视力的眼镜也适用此项政策。

要点！

○（在日本）单焦点人工晶体可以使用健康保险，而多焦点人工晶体需要支付自由诊疗费用以及选定疗养费用。

白内障手术的大致开销

白内障手术的费用也令人好奇。接下来我将大致介绍单焦点人工晶体手术与多焦点人工晶体手术的费用。

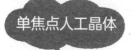

在日本，单焦点人工晶体手术可以使用公共医疗保险（如健康保险等）优惠一部分，在这种情况下，根据不同的年龄与收入，患者只需要支付总开销的 10% ~ 30%。同时，如果总费用超过了高额疗养限度费，可以返还超过这部分的费用。

※ 高额疗养限度费会根据每人的收入而有所不同，详情请咨询保险组合。

【 单眼的手术费用 】

支付 30%　大约 45 000 日元 ＋ 检查费、药物费等

支付 20%　大约 30 000 日元 ＋ 检查费、药物费等

支付 10%　大约 15 000 日元 ＋ 检查费、药物费等

（数据截至2020年10月）

【 双眼的手术费用 】

配眼镜的费用（此眼镜适用于裸眼无法清晰视物的情况）

※ 如果双眼先后在同月做了手术，那么可以在合算总费用之后，根据高额疗养制度来计算优惠。有些医院也可以同时进行两只眼睛的手术。

多焦点人工晶体

在日本，植入多焦点人工晶体手术如今已经不再属于先进医疗的范畴，因此患者需要支付手术费以及一部分选定疗养费用。但是希望各位能够综合术后效果进行考虑和判断，而不要单方面视钱而定。就诊前就可以在官网查询详情。自世界首个多焦点人工晶体开创以来，我的眼科医院走过了 30 年多，据数据显示，其中 80% 的患者选择了多焦点人工晶体，术后的裸眼视力几乎维持在 1.0 以上。以本医院为例，多焦点人工晶体手术单眼需要花费 70 万日元。

（数据截至2020年10月）

青光眼是眼压造成的视神经损害

　　青光眼是指视神经受到压迫，导致由视觉进入的信息无法顺利传达至大脑的一种疾病。青光眼会造成视野出现缺损、视野变窄的现象。其诱因在于眼压（眼球中的压力）变高与血液循环不良问题。由于晶状体与角膜中不存在血管，所以只有房水可以运输营养与氧气，但是一旦房水超量，眼球就会变硬，由此压迫视神经。眼压有标准值，不过眼压数值正常却患有青光眼的病例也很多，因此需要检查视力与视野，在此基础之上再使用OCT（光学相干断层成像）诊断。引发青光眼的原因可能在于视神经周围血流不畅或视神经受到了压迫，所以高度近视眼患者或眼轴较短的远视眼患者中的发病率较高，同时糖尿病或白内障也有可能引发青光眼，其中也有一些是先天性遗传导致的。

　　闭角型青光眼是一种因眼球前房角关闭而导致眼内房水排出受阻的青光眼疾病，因为高眼压，病情常常伴随着胀痛与明显的视力下降等。但是除此之外，多数的青光眼疾病往往缓慢发生，以至于到末期才发现的病例不在少数，这一点也非常棘手。因此定期依次检测左右双眼非常重要。

要点！

　　青光眼往往是由眼压上升与血流不畅导致的，但是眼压正常的情况下也有可能患青光眼。

眼球中水量异常导致青光眼

眼球内输送营养的房水如果不能完全排出，就会导致眼压上升，而眼压上升会压迫视神经，导致血流不畅，进而引起神经损害。

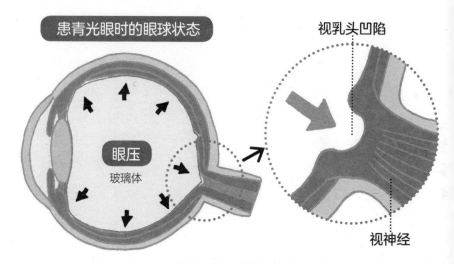

患青光眼时的眼球状态

眼压
玻璃体

视乳头凹陷

视神经

眼球内的房水增加，会使眼球像一个撑到极限的水球一般紧绷、变硬，由此压迫视神经，进而造成神经损害。另外，视网膜或视神经出现血流不畅问题也会引起视神经损害。高度近视的患者因眼轴变长，眼压也会升高，所以视神经会受到物理性压迫，最后导致青光眼。

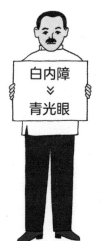

白内障
≫
青光眼

随着白内障病情加深，晶状体会逐渐变厚、体积增大，使虹膜前移，缩小房角，然而房水会流经房角，因此房角变窄会导致房水循环不畅，使眼压上升，这时往往就会导致并发症——青光眼。非常遗憾的是，因此而失明的病例不在少数。白内障手术关乎青光眼的治疗。

青光眼可通过手术治疗

治疗青光眼的重点在于降低眼压，治疗手段可采用药物以及手术治疗，但是药物治疗收效甚微。受过损害的视神经不可再生，因此应该尽快接受恰当的手术治疗，保护视神经。

若患者同时患有白内障和青光眼，应当首先进行白内障手术，再进行青光眼手术。治疗青光眼的手术方法众多，有扩张房水流出管道的 Schlemm 管扩张术、切除小梁网的小梁切开术，或是用丝裂霉素 C 进行手术，也可以在内窥镜下使用睫状体光凝术，还有使用金属丝引流的手术等。

因为能成功完成青光眼手术的医生不多，所以相关手术的信息流传度也较小。另外，近年来出现了增加视神经供血的治疗方法，并取得了成效。

要点！

若出现了青光眼的症状，请尽早治疗以保护视神经。

外科手术治疗青光眼效果显著

青光眼确诊后，治疗的关键在于如何迅速降低眼压，所以应该立即使用眼药水降压，并及时进行手术治疗。

降眼压的手术方法

小梁切开术（滤过手术）

小梁网是位于房角出水口的网状组织，如果色素等堵塞了小梁网，房水循环就会不畅，导致眼压上升。而滤过手术就是先切除堵塞部分，再建一条新的引流通道，使房水从别的通道流至结膜下。

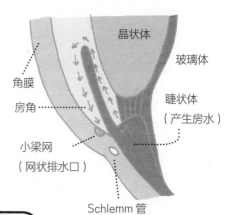

晶状体
玻璃体
角膜
房角
睫状体（产生房水）
小梁网（网状排水口）
Schlemm 管

Schlemm 管扩张术（改善房水引流系统手术）

通过小梁网的房水进入 Schlemm 管之后，若 Schlemm 管狭窄，房水的流出就会受阻，因此该手术主要是通过切开或注入等方式扩张 Schlemm 管，以便房水能畅通流出。

睫状体光凝术

在内窥镜下观察产生房水的睫状体，用激光使其凝固，以减少房水的产生，进而达到降低眼压的效果。

小专栏

别一次性喝水太多，小心引发急性青光眼

现在我们已经知道一次性饮水太急会导致眼压骤增。我也曾经在一口气喝完近 1 升水之后感到头晕目眩，当时我立即明白了这是由眼压上升导致的现象。

曾经有一个"青光眼诱因检测"实验，需要在 5 分钟内喝尽 1 升水，随后测试眼压。由于眼压会急速上升，青光眼患者的视神经会进一步损伤，所以现在已经停止了这项危险的检测。对于身形娇小的人来说，无论是一口气喝 500 毫升的水还是一杯啤酒的量，都会使眼压上升。

现在虽然有"每天 2 升水有利于健康"的说法，但是这 2 升水应该分多次，每次少量饮用。

视网膜脱离能导致视力障碍或失明

从外界进入的光线会通过折射直接在视网膜上成像，因此一旦视网膜出现损伤，我们就无法获得正确的视觉信息，视野逐渐模糊，最后甚至失明。其中最具代表性的就是视网膜脱离，对于孩子或是年轻人而言，外力冲击等物理性原因容易导致其患上视网膜脱离。而第二大易患视网膜脱离的人群是 50 岁左右的人，这类人的玻璃体纤维因老化而萎缩，所以剧烈转动眼球会使视网膜受到牵拉，形成视网膜裂孔，房水自裂孔通过而进入视网膜下方，造成视网膜脱离，这种情况需要尽早就诊。

玻璃体切除术在一些发达国家已经非常常见，而日本却还在使用巩膜扣带术。巩膜扣带术需要在结膜上切大口，是一种过时的手术方法。很多患者在听说视网膜脱离需要尽快治疗后，往往会不加确认地盲目接受手术，但是很遗憾的是，很多人的术后效果并不理想。因此，当确诊视网膜脱离之后，患者应该沉着冷静，首先确认手术方式，再前往技术较好的眼外科医生处接受手术治疗。

要点！

治疗视网膜脱离需要与时间赛跑。术后效果往往会因为医生的技术存在差距。

应采取最新的玻璃体手术治疗视网膜脱离

视网膜一旦脱离眼底，向视网膜供给的营养就会中断，视网膜失去"底片"作用就会导致失明。因此尽早接受最新的玻璃体手术治疗很关键。

患视网膜脱离后的眼球状态

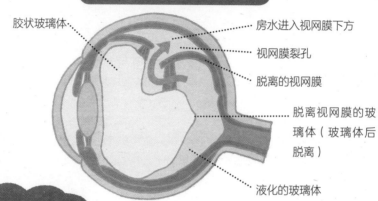

胶状玻璃体

房水进入视网膜下方

视网膜裂孔

脱离的视网膜

脱离视网膜的玻璃体（玻璃体后脱离）

液化的玻璃体

玻璃体切除术

玻璃体切割器
用于切除与视网膜粘连牵拉的玻璃体部位，让视网膜恢复原位，并吸出视网膜下方的房水

灌注液
为了保持眼球形状而注入玻璃体的液体

导光纤维
照明眼内，方便进行手术

迅速就诊

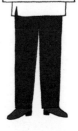

治疗视网膜脱离是与时间的赛跑，因此平时就要储备症状与手术方法的相关基础知识。用双眼视物时很可能注意不到单眼的视网膜脱离症状，所以应该养成依次检查两眼的习惯。

糖尿病视网膜病变容易导致失明

糖尿病视网膜病变是糖尿病的并发症之一，是一种极容易导致失明的可怕病症。血糖升高后，晚期糖基化终末产物随之增加，另外血糖的上下波动也会伤害到血管壁，导致细细的血管出现堵塞或变脆现象。同理，糖尿病肾病与糖尿病性神经病变也因此出现。

血管如果出现了堵塞，为保证血流通畅，会延伸出脆弱的新生血管，新生血管一旦出血就会引发炎症，出现增殖膜，由此玻璃体会牵拉视网膜，引起视网膜脱离。糖尿病的自觉症状较少，因此容易耽搁病情，但是一旦出现并发症就无可挽回了。当我询问患者"您是否患有糖尿病"时，往往会得到类似"我没有糖尿病"等拒绝承认的答复。眼科医生能用肉眼看到血管，所以常常比内科医生更早发现糖尿病。

要点！

多余的新生血管或增殖膜会影响视力。

视网膜的毛细血管问题

视网膜上遍布着细密的血管以供给氧气与营养，所以血管一旦堵塞就会导致缺氧，引起各种异常。

糖尿病引发的血管问题

新生血管

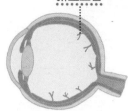

血管堵塞会导致血流不畅，因此为了使血流畅通，会有众多新生血管延伸出来。然而新生血管脆弱易断裂，还会延伸到原本没有血管的玻璃体与房角之中，这就容易引起新生血管性青光眼等问题。

增殖膜

由于炎症而出现在视网膜上或视网膜与玻璃体之间的薄膜。

视网膜脱离

新生血管会使视网膜与玻璃体粘连，以玻璃体的收缩牵拉视网膜，形成裂孔，房水从裂孔进入，导致视网膜脱离。

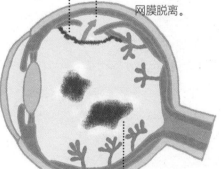

玻璃体积血

新生血管延伸并进入玻璃体内，导致出血渗漏。

血管通透性增高

血液成分透过血管壁渗漏，在视力调整的关键区域——黄斑堆积，引起黄斑水肿，并导致视力下降、视野扭曲。

小栏目

什么是新生血管？

在普通血管不起作用时，出于防御，身体会延伸出分支血管，这就是新生血管。但是这种新生血管不仅没发育完全易断裂，而且容易出血。

除了糖尿病性视网膜新生血管，还会出现以下情况的新生血管：

• 脉络膜新生血管：因病理性近视或黄斑变性等出现的新生血管。

• 角膜新生血管：平常佩戴隐形眼镜等导致角膜供氧不足，以致周围延伸出的新生血管进入原本没有血管的角膜。

糖尿病视网膜病变的预防与治疗

在糖尿病视网膜病变发病之后再着手治疗会十分困难，所以预防是关键。在预防中，首要任务是稳定血糖，其方法可以参考第 56 页，比如控制糖分、积极摄入膳食纤维、避免一直处于高血糖状态以及血糖的大幅度波动。在预防糖尿病视网膜病变中，控制糖分摄入是第一要务。

患糖尿病视网膜病变后，应结合实际状况选择治疗方式。比如在玻璃体腔内注射抗 VEGF（血管内皮生长因子）药物对于治疗视网膜黄斑水肿有明显效果，它可以抑制由血管内皮细胞的增殖导致的新生血管增加；针对局部水肿或毛细血管渗漏，可以采用光凝术来减少视网膜出血或水肿。如果病情继续发展，并产生了增殖膜或出现视网膜脱离等情况时，可以采取手术治疗（参考第 117 页）。医生的技术好坏能在很大程度上左右术后效果。

要点!

治病要治根，而治疗糖尿病视网膜病变的根本就在于改善血糖水平。

糖尿病视网膜病变需要内科与眼科联手医治

治疗糖尿病视网膜病变，首先需要控制摄入的糖分以稳定血糖水平，然后进行眼科治疗。

首先治疗糖尿病

平衡饮食，稳定血糖

糖尿病最危险的是血糖大幅度升降对血管造成的负担。因此要治疗糖尿病，首先要控制糖分的摄入（参考第56页），这样不仅可以减轻血管的负担，而且能避免眼底出血。

眼科就诊

视网膜脱离患病后

比起处理增殖膜等寻常的玻璃体手术，治疗增殖性糖尿病视网膜病变引起的视网膜脱离更难，所以需要尽快找到技术精湛的眼外科医生，并接受治疗。

治疗视网膜水肿等可使用抗VEGF药物

糖尿病会导致细小的血管堵塞，这时VEGF会促使血流中断的部分长出新生血管，因此需要在玻璃体腔内注射抗VEGF药物，以抑制新生血管再生。

到信任的糖尿病专家处就诊

糖尿病也是一种血管病，因此不只要降低血糖，还要稳定血糖。避免血糖大幅度波动对于保护血管内皮来说至关重要。因此主治的糖尿病专家必须深知控制糖分摄入的重要性。

激光光凝术

激光光凝术是指在血液渗漏处，以及血流中断后生出新生血管处用激光照射，以此止血并抑制新生血管的再生。但是激光过强会造成血管破裂，所以需要用能量较弱的激光均匀照射。切记避免照射黄斑，否则会导致失明。

注射类固醇

可以通过注射类固醇来抑制视网膜炎症，但是这种方法也会伤害到血管，所以整体效果不太显著，相比之下注射抗VEGF药物效果更好。

小专栏
糖尿病视网膜病变确诊后

糖尿病视网膜病变相较于其他视网膜疾病更为棘手，因为发病后症状不明显，等到察觉时，毛细血管已经开始整体恶化，即使进行局部治疗，也会接二连三地出现一些症状。因此内科医生需要充分理解血糖变化对眼睛的影响，这对治疗糖尿病视网膜病变来说非常重要，而眼外科医生可以直接看到血管，所以需要在治疗中观察血管。

最重要的一点是患者本人必须对此抱有危机感，要在日常生活中严格控糖、认真对待手术治疗，不可大意。

黄斑变性是视力下降的一大原因

在视网膜中，黄斑与视力的关系最为密切，如果黄斑出现了问题，会表现为视物变形、视力下降等。在欧美国家，黄斑变性一直霸占着失明原因之首的位置，并且已经持续了几十年，但是日本如今还没有确定其诊断标准，进展较为迟缓。

随着眼睛老化，黄斑会积累一种叫玻璃膜疣的废弃物，同时视网膜细胞会萎缩，这是黄斑变性在初级阶段的表现。如果病情继续发展并影响了血流循环的话，视网膜下方会生出新生血管，血管出现破裂或渗血时，病情就发展成血液成分渗漏的渗出型老年性黄斑病变。在初级阶段，可服用营养补充剂或阻断蓝光来抑制，但是一旦病情发展到渗出型老年性黄斑病变，就需要及时就诊了。最优的治疗方案就是在玻璃体腔内注射抗VEGF 药物以抑制 VEGF 增殖，如果出现了黄斑前膜脱落或是视网膜脱离，则需要通过手术治疗（参考第 117 页）。有关黄斑的病症众多，如黄斑裂孔、黄斑水肿、黄斑前膜等，其中有些病症的手术治疗可以用相同的方法进行。

要点！

黄斑变性是老化或氧化导致的眼科疾病，
一般出现在与视力关系密切的黄斑。

黄斑变性出现症状后

黄斑是视觉最敏锐的部分，但是黄斑变性患者因为黄斑炎症出现黄斑前膜，光线无法正常成像，导致视物变形，视野模糊。

黄斑是什么？

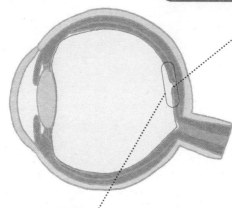

中央凹
黄斑的中心，是能影响视力的最重要部分。

黄斑
即使在视网膜中，黄斑都是成像的中心部分，是视觉最敏锐的部分。

在玻璃体腔内注射抗 VEGF 药物

抗 VEGF 药物可以抑制新生血管增殖，此方法就是将抗 VEGF 药物注射进玻璃体或视网膜中，以达到目的。因为是局部治疗，所以能缓解症状、抑制新生血管增殖。

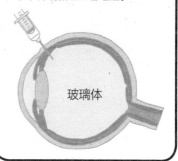

玻璃体

黄斑变性的自测小方法

☑ 视野中是否出现缺损？
☑ 视野中是否存在黑影？
☑ 视物是否有变形？

阿姆斯勒方格表能有效测试眼睛的状态，请参考第 9 页进行自测，自测时请一定左右眼依次测试。随着年纪增长，请一定养成自测以上三个问题的习惯。

注射类固醇

可以根据实际情况，从巩膜外侧注射类固醇以抑制炎症。

准分子激光手术

1992 年，德国开创了世界上首个治疗近视眼的"准分子激光手术"，我有幸参与其中，并于 1994 年在日本首次推行准分子激光手术。我会在术前告诉患者这个手术的功效，同时会如实告诉患者术后可能出现的并发症以及最坏的结果，在得到患者充分理解的基础之上再进行手术。当时只有技术足够精湛的眼外科医生才有能力进行这种手术，因此该手术也获得了一致好评。

但是，随后美容外科等眼科以外的地方也逐渐开展准分子激光手术，并开始了价格竞争，于是手术失败、术后效果不理想等问题开始显现。我现在只会用准分子激光手术来矫正轻度近视，而对于高度近视患者会采取 ICL 晶体植入（有晶体眼后房型人工晶体植入术）进行治疗，这是因为准分子激光手术有可能会使角膜变形。为了随后的白内障手术能够得出精准的人工晶体度数，因此会尽量避免误差发生。

有关近视眼的手术，需要再三斟酌医生的技术，一定要找技术好的医生治疗。

要点！

○ 不要因为到处都能进行手术就乱投医！
请找经验丰富的眼科医生进行最新的手术治疗。

手术矫正近视眼 LASIK、ICL 中间选

若不想依靠眼镜或隐形眼镜矫正近视，可以选择准分子激光手术，其主要原理为切开角膜后，在角膜表层组织制作一个角膜瓣，翻转角膜瓣后可切削角膜基质层，随后还原角膜瓣；也可以选择 ICL 晶体植入法，即在晶状体与虹膜之间植入 ICL。

准分子激光手术（iLasik）

iLasik 是最新的准分子激光手术。首先用机器准确分析、测量眼睛，再使用"冷激光"在角膜表层制作角膜瓣，最后用准分子激光调整角膜的屈光度。角膜瓣回归原位后可自然吸附，恢复速度快，而且术后不会出现眩光感或渗光等现象。但是该手术需要切削角膜，因此高度近视患者不宜采用。

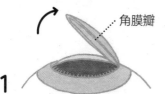

角膜瓣

1 手术前滴麻醉眼药水进行麻醉，再使用激光切开角膜表层，制作角膜瓣。

≫

飞点激光

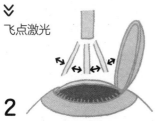

2 以激光"照射"的方式对角膜进行切削，矫正屈光度，角膜瓣还原后能自然吸附。

ICL晶体植入手术（可植入式隐形眼镜）

ICL 晶体植入手术是指不用取出晶状体，而是在虹膜与晶状体之间植入人工晶体，以达到矫正效果的手术方法。此方法可以保证在度数发生变化时重新植入，也不用切削角膜，更不会影响之后要进行白内障手术时的度数测量。

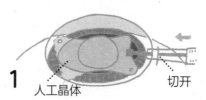

人工晶体　　　　　　切开

1 手术前滴麻醉眼药水进行麻醉，将角膜切开 3 毫米左右，再插入折叠的 ICL。

≫

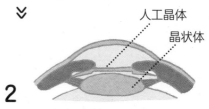

人工晶体
晶状体

2 此图为眼睛的断面图，在保留晶状体的情况下，在晶状体与虹膜之间植入人工晶体。

眼科检查一览

你了解体检与平时进行眼科治疗时的检查吗？为什么患者要进行这些检查？接下来我将介绍医院在治疗之前使用的各种最新检测机器以及各项眼科检测，同时回答以上问题。

视力检查

在右图的兰氏环视力表中，视标形状类似于字母 C，是一个有缺口的环形（称为"兰氏环"）。检查视力时，受检者需说出开口方向，这是通过确认可视最小环的开口方向，从而将视力数值化的检查方式，除了可以检查裸眼视力，也可以检查佩戴眼镜或隐形眼镜之后的矫正视力，确认视力状态。因为这种方法只能检查受检者的视力状态，所以可能会出现视力与屈光度不符的情况。

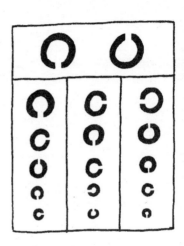

屈光检查（验光）

光线先后通过角膜和晶状体折射，最后在视网膜上成像，而屈光检查就是检查屈光度（折射度）。相较于偏主观的视力检查，它得出的屈光度数据更为客观。全自动电脑验光仪（会出现热气球图像的机器）能使眼睛自动对焦图中远处的热气球，再以红外线照射，通过计算与原来折射角度之间的误差来得出屈光度。此项检查可以明白患者是否有近视、远视、散光等屈光异常情况，以及其屈光度。

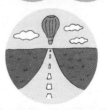

眼压检查

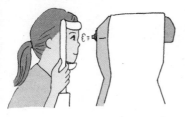

眼压检查主要是检查眼球内部的压力，它可以诊断青光眼以及检查用药后或术后眼压的变动。眼压检查分为非接触式与接触式。非接触式是通过非接触眼压计直接对眼睛进行喷气来进行检查，而接触式则需医生进行实际操作，有时两种检查方法也会并用。眼压的正常值在 10~21 毫米汞柱，角膜越薄，数值越低，但是因为日本人的眼压数值普遍较低，90% 的青光眼患者的眼压数值都在正常范围之内，所以眼压检查出来的数值不过是一个大致的参考。

视野检查

视野检查是为了检测视野中是否存在缺损。首先遮盖受检者的一只眼睛，使其注视正前方固视点，测试是否能看见周围明灭的光点。视野检查分为静态检查与动态检查。视野检查不仅可以检查青光眼等眼科疾病，也可以用于检查视神经与脑部的异常。

眼底检查

眼底检查需先用药物（散瞳剂）进行扩瞳，再通过瞳孔查看视网膜、视网膜血管、视神经等的状态。此项检查可以检测出无自觉症状的眼科疾病。另外，眼底也是人体中唯一一个能直接肉眼观察到血管状态的部位，因此眼底检查往往用于检测高血压、糖尿病、动脉硬化等疾病。

裂隙灯显微镜检查

裂隙灯显微镜是一种特殊的器械，它可以用于检查角膜、晶状体、玻璃体、虹膜或是角膜与虹膜之间的房角等。

※ 除了以上介绍的检查，医院还会根据实际情况进行其他的专业检查。

选择一位不让自己后悔的眼科医生

人类 90% 的信息都是通过眼睛获得的，眼睛对我们来说独一无二。在眼科治疗特别是手术治疗中，医生的技术好坏在很大程度上决定了术后效果。因此我接下来介绍选择医生的关键点。

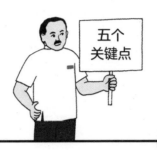

五个关键点

01

不要因为是大学附属医院或大医院就盲目相信

有很多患者在选择医院时抱有"这是大学附属医院""这是大医院"的想法而盲目信任，这种观念是错误的。这种现象不仅限于眼科，其他科室也是同理。有很多患者在大学附属医院接受了治疗，但是很可惜的是术后效果并不理想，所以转到专业眼科医院求医，他们还抱怨着"如果没做那个手术就好了""我应该早点来这里的"……大学附属医院与综合大医院是医院，但也会负责医科教学，所以会出现每次都是不同医生诊治的情况。因此，为了能切实得到想要的术后效果，患者在手术前应该进行充分调查，再找专业的眼外科医生治疗。

02

一定要找眼科专家治疗吗？

以前只有专业的眼科医院才有能力进行白内障或视网膜脱离等专业性较强的治疗，但是现在各大美容外科也逐渐普及了准分子激光手术与 ICL 植入等近视矫正手术。

很多地方会夸大宣传，并利用打折的方式进行营销，因此一定要看准再做决定。虽然现在这些手术已经较为普及，但是为了术后的正确护理与及时应对可能出现的并发症，我还是推荐患者在有能力进行各种眼科手术的眼外科医生处就诊。

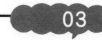

必须使用最新设备进行检查与手术吗？

设备的优劣不代表医生技术的高低，如果医生没有熟练运用设备的能力、缺乏判断力的话，即使引入了最新的机器设备，患者也无法得到好的治疗。

但是相较于继续使用老旧器械的医生，更新了最新器械的医生确实更能表现出精进医术的热情。现在可以在官网上查到各家医院会进行的检查以及手术的详细信息，所以一定要事先调查。

不要盲信网络

现在，网络上好像可以查询到一切。虽然在网上调查眼科疾病与手术的相关事宜并不是一件坏事，但是出现在"排名网站""名医网站"等的信息并不一定完全准确。另外在检索时，排在前面的几个有可能是为了打广告的。比起砸钱做广告推销自己，有良心的医生会选择将钱用于购买最新的顶级器械。之所以有这番言论，是因为我的眼科医院治疗了众多先前手术不顺利的患者。因此上网调查时，请同时参考本书，保证在有一定的基础知识的情况下，再根据正确的信息进行判断。

询问手术体验者的感想

如果身边有接受过青光眼、白内障治疗的朋友，可以听听他们的建议。但是不要片面地只听一个人的，而是应该综合各方意见，翻书查证，慎重对待。

我也上过电视、出版过面向大众的书籍，但是做这些"业余"的事时总是不太情愿，后来遇到了很多因缺乏相关知识而悔恨不已的患者，这时我才意识到普及眼科知识的重要性。所以我现在在通过电视节目、书籍、杂志等各种方式进行科普。患者在判断时不要仅凭自己的意愿，也应该多听听切身体验过的人的声音。

鉴别真假信息 有关眼睛的一问一答

眼睛对于我们来说非常重要，但是总有人轻信谣言与传闻。作为一名专业眼科医生，接下来我会回答一些与眼睛有关的治疗方法与护理问题。

问题 1　在繁忙时感到眼睛不适该怎么办？

回答：人们往往难以察觉眼睛的病症，有时虽然出现了视野模糊、缺损问题，但是可能过一会儿又好了，于是有不少人抱着"等有时间了再去看病"的想法，无限期延后就诊时间。但是这些症状也有可能是视网膜脱离或青光眼等必须尽早医治的疾病的初期表现。感到不适时应立即前往医院就诊。特别是同时使用两只眼的情况下，我们更难察觉单眼的不适症状，因此要在平时养成早上起来左右依次检查、确认眼睛状态的习惯。

问题 2　我已经 40 多岁了，想做准分子激光手术，可行吗？

回答：40 岁以前做准分子激光手术最能显示手术的优势。老花眼的早期症状其实出现得比较早，虽然准分子激光手术能治好近视，但是也会使老花眼的症状提前。所以 40 岁以上的患者可以佩戴远近两用眼镜或隐形眼镜来暂时缓解问题，等到了白内障发病时可以做多焦点人工晶体手术，这样更有效率。如果做了切削角膜的手术，那么后面在做白内障手术时就很难确定人工晶体的度数。如果下定决心要做手术的话，我推荐植入 ICL，这样就可以在以后做白内障手术时直接取出人工晶体。

问题 2　适合 40 多岁人群的眼药水有无缓解眼疲劳的功效？

回答：现在感到眼疲劳的人越来越多，所以眼药水的种类也在不断增加。这些市面上的眼药水大多是为容易出现眼睛不适的 40 岁、50 岁人群而设计的，所以其中多含维生素 B_{12}、B_6、B_2、A、E 及新斯的明、天门冬氨酸等物质。感到眼睛疲劳、干燥、有异物感时，可以暂时使用相应的眼药水缓解症状。但是不管怎么说，泪液是保护眼睛的最重要成分，经常使用眼药水反而会洗掉泪液，适得其反。

处在白内障初期时可以适当观察吗?

回答:有的患者在感到视力下降后,前往医院就诊时得到了"白内障初期"的诊断,这时有的医生可能会给出"先观察一段时间,如果实在是看不清了再来做手术"的建议。患者既然选择了就诊,就说明本人也切实感受到了视力障碍,所以即使放任观察一段时间,病情也不会好转。由白内障引发青光眼的病例非常多,若是因为"还年轻"就放任不管的话,很容易引发青光眼,反而得不偿失。所以一旦确诊白内障,就应该立即联系擅长白内障、青光眼以及视网膜脱离手术的眼外科医生进行治疗。

问题 5

手术后能完全恢复视力吗?

回答:如今接受白内障、近视矫正手术的患者逐渐增多。好好地接受手术治疗确实要比视野模模糊糊地生活更好,但是现在有很多人误以为做了手术就能使眼睛恢复如初,而事实并非如此。我能保证手术可以改善患者的状态,但是如果期待眼睛能完美恢复的话,各位可能要失望了。首先,患者需要明确期待术后有什么样的视野效果,期待不同,手术选择也会不同,所以最好在术前与医生好好商量之后再做决定。还有一点,患者应该抱有积极的心态,无论术后效果怎样,都会比术前更好而不是更坏。

问题 6

戴眼镜会使视力下降吗?

回答:不少人认为近视眼患者戴眼镜会使视力下降,对此我感到非常吃惊。视力下降是因为眼轴变长,与眼镜没有任何关系,这种说法纯粹是子虚乌有。视力不好却不去矫正的话,反而会持续给调整视力的睫状肌带来负担,从而导致视力进一步下降,同时眼睛也会感到疲惫,无法充分地接收信息。因此视力不好就应该好好接受检查,必要时应该佩戴眼镜以保护眼睛健康。老花眼也是同理,有的人不愿承认自己上了年纪,即使看不见也坚决不用老花眼镜,这样不仅会给眼睛造成负担,还会引发肩酸、头痛等不适症状。另外,不要忘记,视力下降也有可能导致认知能力下降。

结 语

深作眼科治疗的患者不仅限于日本，更是遍布世界其他地方，年龄覆盖范围也广，上到高龄老人，下到幼龄孩童。迄今为止也收到了众多患者的感谢。

"我患有先天性白内障，原本已经放弃了治疗，但是自从 25 岁接受了手术治疗之后，我看见了一个与以往 25 年完全不同的世界，我能看见信号灯了，也可以安心过马路了。"

"我对生活原本已经没有了盼头，但是在 90 岁接受手术治疗后开始学习外语了，梦想着总有一天要去世界各地看看。"

"10 岁时，我因为高烧而失去了视力，如今已经 70 岁了，在接受了角膜移植手术、白内障手术、玻璃体手术之后重见光明。虽然逝去的时间无法重来，但是接下来我想去日本各地旅行。"

"原本我甚至怀疑 86 岁的母亲患有痴呆症，但是自从做了白内障手术之后，不仅她的视野变得清晰了，人也变得开朗健谈了起来。"

"我送 6 岁的女儿去当地的医院看病时，医生说这种病无法医治，还向我推荐了盲人学校。现在女儿的眼病治好了，她进入了一所普通的学校，和其他的孩子没有任何区别。"

这些患者都通过手术恢复了视力，他们的感谢是对我的最好奖励，同时也是我日常工作的动力。我也希望能够尽量普及正确的相关知识，避免患者因缺乏了解而放弃治疗或是因接受了错误的治疗而失去光明的情况发生。

我在美国进修眼科知识时曾下过决心，一定要成为全球顶尖的眼外科医生，所以年轻时就开始请教众多的世界顶尖级眼科医师，并与如今已经"封神"的各位眼科界的前辈直接进行交流。随后我不断地精进自我，并有幸 20 次获美国眼科学会（AAO）的最高奖项，2017 年获得欧美的眼科学会所授予的代表全球最佳眼外科医师的"克里钦格纪念奖"。

时代在不断进步，如今已经可以通过远程会议的方式参与学术会议，并与各位世界领先水平的医师同步共享经验和知识，同时通过这种方式将相关知识传达给患者。

眼外科是一种特别复杂的精密外科，因此可以毫不夸张地说，正确的病情诊断与治疗可以左右患者的人生。因此我希望读者通过阅读这本书，能够了解有益于眼睛的生

活方式,知道一些眼科疾病的正确预防方法以及治疗方法,
并在此基础之上做出最佳的选择，用明亮的双眼享尽百年
人生。

深作秀春

2020 年 11 月